眼科医生的近视防控课

冯雪亮 郁昕 ◎ 主编

吕帆 张伟 ◎ 主审

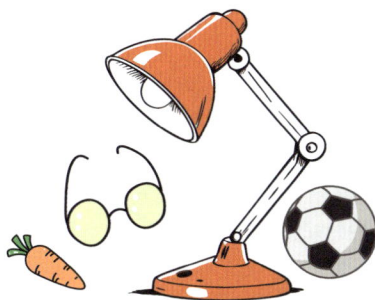

科学技术文献出版社
SCIENTIFIC AND TECHNICAL DOCUMENTATION PRESS

·北京·

图书在版编目（CIP）数据

眼科医生的近视防控课 / 冯雪亮，郁昕主编.

北京：科学技术文献出版社，2025. 6. -- ISBN 978-7
-5235-2378-0

Ⅰ . R778.1

中国国家版本馆 CIP 数据核字第 2025N89G57 号

眼科医生的近视防控课

策划编辑：王黛君 吕海茹 责任编辑：吕海茹 责任校对：彭　玉 责任出版：张志平

出　版　者	科学技术文献出版社	
地　　　址	北京市复兴路15号　邮编 100038	
编　务　部	（010）58882938，58882087（传真）	
发　行　部	（010）58882905，58882868	
邮　购　部	（010）58882873	
官 方 网 址	www.stdp.com.cn	
发　行　者	科学技术文献出版社发行　全国各地新华书店经销	
印　刷　者	北京地大彩印有限公司	
版　　　次	2025 年 6 月第 1 版　2025 年 6 月第 1 次印刷	
开　　　本	880×1230　1/32	
字　　　数	201千	
印　　　张	9.25	
书　　　号	ISBN 978-7-5235-2378-0	
定　　　价	59.80元	

编委会

推荐序 I

　　认识冯雪亮教授是在全国儿童青少年近视防控专家宣讲团集体备课时，作为宣讲团一员，冯雪亮教授积极、智慧、热情，会讲好听的故事，一看就知道是一位善于与孩子打交道的优秀眼科医生。

　　果然，冯雪亮教授不负众望，基于自身 30 余年临床工作经历和经验，创作了《眼科医生的近视防控课》。通览全书，逻辑构架非常清晰，从人们对眼睛结构和功能的认知、孩子成长发育的视觉变化规律、以近视为核心的各种屈光问题及其处理等方面层层递进来布局，读起来很有节奏感；文字和内容表达既注重科学研究的证据，又能遵循孩子及家长的认知心态，读者定能从中获益。

　　近视高发问题与社会现代化相伴，是全球趋势、共同现象，严重影响孩子们的眼睛健康，令人担忧。中国率全球之先，将儿童青少年近视防控上升为国家战略，动员全社会的力量，关注儿童青少年眼健康，并积极制定与落实近视防控的具体举措。作为眼科和眼视光学领域的学者，我们努力承担起近视研究和临床防控的使命，冯雪亮教授是我们中的佼佼者，她在临床上积极探索近视"防"与"控"的科学路径，同时以科普的方式，传递各种近视防控的知识和技术，如本书中"远视储备动态检测""多光谱屈光地形图"等知识点，

"角膜塑形镜验配""光生物调节疗法（重复低强度红光照射）"等技术都精准阐述了近视防控的关键。

拥有明亮的眼睛是每个孩子的权利，赋予人人健康视觉是每位眼科工作者的使命，近视防控专业书籍和科普书传播的每一个知识点或观点关联着每位读者的近视防控水平。冯雪亮教授在书中叩问"高度近视有哪些风险和并发症？""近视是否有光明的未来？"等发人深省的问题，并给予追溯性回答，正是基于科学研究和对孩子、对每一位读者眼健康的深刻关怀，相信能引发大家共鸣，从而使大家更加关注并聚焦到孩子眼健康的具体举措中。

谨以此序竭诚推荐《眼科医生的近视防控课》，相信它会成为近视防控工作者手中的"法宝"，成为临床一线工作者与孩子、家长共同呵护孩子眼健康的有效沟通桥梁。

吕　帆

医学博士、教授、博士研究生导师
温州医科大学附属眼视光医院主任医师
国家眼部疾病临床医学研究中心主任

在人类文明赓续千年的浩瀚星河中，追寻光明始终是镌刻在基因里的永恒使命。眼健康作为生命画卷中璀璨的底色，既是人类感知万物的"瞭望塔"，更是丈量世界的"刻度尺"，承载着文明薪火相传的视觉记忆与守护清晰视界的不懈追求。

作为一名深耕眼科临床、教学与科研领域数十载的医者，我深刻认识到，近视防控已成为关乎民族未来的时代课题。数字洪流重塑人类生活图景，随之而来，儿童青少年近视率持续走高，近视患者低龄化趋势如阴霾笼罩。这不仅侵蚀着孩子们眼中的斑斓世界，更可能埋下影响民族健康素质的隐患，亟待全社会凝聚共识、共克时艰。

笔者与本书作者冯雪亮教授相识数十载，目睹她以赤子之心扎根小儿眼科领域30余载春秋，终成行业典范。她将晦涩艰深的医学理论转化为可感可行的实践指南，从分子层面的近视发病机制解析，到家校社协同的立体防控网络构建；从光学矫正的精微原理剖析，到民间误区的正本清源，字里行间浸润着对生命的敬畏与对光明的坚守。这部著作不仅是专业智慧的集大成之作，更是一份守护光明未来的时代宣言。

在《"健康中国2030"规划纲要》纵深推进的时代坐标下，眼健康作为国民健康的重要部分，承载着国家战略的殷切期许。本书以科学严谨的专业视角、深入浅出的通俗表达，搭建起医学殿堂与大众生活的互通桥梁，让每个关心眼健康的个体都能从中汲取科学防控的智慧。这不仅是"治未病"传统医学智慧的现代演绎，更是"人民至上、生命至上"理念的生动实践。

期待此书如点点星火，点燃全民眼健康意识，推动政府主导、社会协同、家庭尽责的近视防控新格局的构建。衷心希望这部著作能为守护儿童青少年视力健康提供科学指引，成为照亮健康之路的灯塔。让我们携手同行，以专业之力筑牢光明防线，以使命之责助力健康中国战略落地生根，共同谱写新时代眼健康事业高质量发展的壮丽篇章！

张　伟

天津市眼科医院院长

中华医学会眼科学分会斜视与小儿眼科学组组长

◉ 自 序

守护光明，从一场认知革命开始

作为一名从业 30 多年的小儿眼科医生，我永远记得那个下午的诊室：一位母亲攥着 7 岁儿子的验光单泪流满面，反复责问自己"为什么没早点发现他的视力在滑坡"。她的自责与无助，正是中国千万家庭近视焦虑的缩影。也正是那一刻，我萌生了写这本书的念头——预防，永远比治疗更重要。

本书的诞生，源于两个"看见"：

看见认知鸿沟：家长们在"远视储备耗尽是否必然近视""眼镜越戴越深"等问题上的困惑，暴露出科普传播的碎片化；

看见防控盲区：学校眼保健操流于形式，家庭户外活动时长不足，折射出系统性干预的缺失。

我们希望看到这样的近视防控前景：

认知革新：打破"近视＝戴眼镜"的陈旧观念，用"远视储备银行""户外光照时长"等比喻重构护眼思维；

实战工具：从验光单密码破译，到 OK 镜验配"避坑清单"，家长不再焦虑、盲从；

协同防御：为学校设计教室采光优化"方案"，为医生提供筛查流程"标准作业程序"，让家庭－学校－医院形成防控闭环。

为便于读者解惑，我们从常见高频问题切入，层层展开：

当您疑惑"筛查异常等于确诊吗"，请翻至第二章"近视的发生、发展及现状"；

当您困惑"近视防控为何需要全家参与",第四章的"近视的相关危险因素"将给您答案;

当您纠结"阿托品滴眼液能否长期使用",第七章的"近视的控制方法"便是行动指南。

需要说明的是,近视防控领域仍存在诸多学术争议(如微透镜眼镜的防控效能、哺光仪长期使用的安全性)。本书参考了大量文献,既呈现主流共识,也不回避争议。我们深信:知情选择,永远比盲目跟风更有力量。

谨以此书献给所有与近视博弈的眼健康守护者:

家长可将其作为"家庭护眼工具包",从孕期营养到学龄期光环境管理,掌握全周期近视防控主动权;

学校可参照第六章"近视的预防"和第八章"近视的管理",将近视防控融入教学日常;

基层医生可建立屈光发育档案"云管理"思维并投身其中,构建区域近视防控网络。

近视防控的路,注定是理性与焦虑的较量,愿这本书化作一盏不灭的灯,照亮科学护眼的每一步。感谢山西省眼科医院对本书出版工作的支持,感谢为此书贡献插图的折宇静、畅颖医师,以及赵炬伟技师。书中疏漏之处,恳请同行与读者指正。让我们共同为孩子点亮一个不被镜片束缚的未来,共同缔造一个"明眸中国"。

冯雪亮

山西省眼科医院主任医师

山西医科大学教授

目录

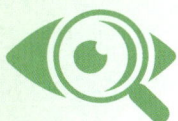

第一章

眼睛的结构和发育

　　当你沉浸在户外的美景之中，或在书桌前专心致志地阅读时，你是否曾经想过，你的眼睛正默默地付出着巨大的努力呢？眼睛，这个我们日常生活中不可或缺的感觉器官，实际上是人体中除了大脑之外最为复杂和精细的器官。它不仅是一个简单的视觉接收器，还是一个高度精密的生物结构，它的每一个部分都承担着特定的功能，共同协作以完成对世界的感知。

　　眼睛的发育是一个复杂的过程，从胚胎时期就开始形成，并逐渐发育，直至成年时发育为一个成熟的器官。了解这一过程，可以帮助我们认识眼睛的重要性，以及在成长过程中需要给予眼睛的特殊关注。例如，儿童时期是视力发展的一个重要阶段，这时候保护好眼睛，预防近视、远视等常见眼科疾病，对于孩子未来的眼睛健康至关重要。

　　随着科技的发展和人们生活节奏的加快，现代人越来越依赖电子产品，长时间盯着屏幕工作、学习或娱乐已成为常态。这无疑给我们的眼睛带来了更大的挑战。因此，了解眼睛的结构和功能，不仅能帮助我们更好地理解如何保护眼睛，还能让我们意识到适时休息的必要性，避免过度疲劳导致的眼睛近视问题。

　　拥有一双健康的眼睛，对于我们的生活至关重要。通过了解眼睛的奥秘，我们不仅能够更加珍惜和感激这个神奇的器官，还能采取正确的措施，保护好它，确保我们的未来充满光明。所以，让我们从现在开始，更加关注眼睛的健康，让它们在未来的日子里继续为我们服务，带领我们探索世界的无限精彩。

◉ 第一节　你了解眼睛的结构吗？

在日常生活中，我们经常会将眼睛比作一台照相机，这样的比喻有助于我们更加直观地理解眼睛的结构和功能。照相机的工作原理和结构相对简单，通过将其与眼睛进行类比，我们可以更容易地了解眼睛的各个部分及它们是如何协同工作的。

眼睛，被形象地称为眼球，是一个近似于球状的器官，它主要由眼球壁和眼球内容物两大部分构成。眼球壁是眼球的外层结构，起到保护内部结构和组织、维持眼球形态的作用，同时它也是眼睛的一个重要组成部分。眼球内容物则是指填充在眼球内的各种物质，包括透明的液体和组织。

当我们将眼睛与照相机进行比较时，可以看到很多相似之处。照相机的屈光系统主要是由镜头组成，镜头的功能是聚焦光线，使其在胶片上形成清晰的图像。同样，眼睛的屈光系统也负责将光线聚焦到视网膜上。照相机的感光系统，也就是胶片，它的作用是捕捉经过镜头聚焦的光线，并将其记录下来，形成图像。这与眼睛中视网膜的功能非常相似，视网膜捕捉到的光信号会被转化为神经信号，然后传递到大脑进行处理。

通过将眼睛与照相机进行类比，我们可以更清晰地理解眼睛的构造和功能，以及各个部分是如何协同工作使我们看到这个世界的。这个比喻不仅有助于科学教育，也使人们能够更加珍视和保护这一复杂而精密的视觉器官（图 1-1-1，图 1-1-2）。

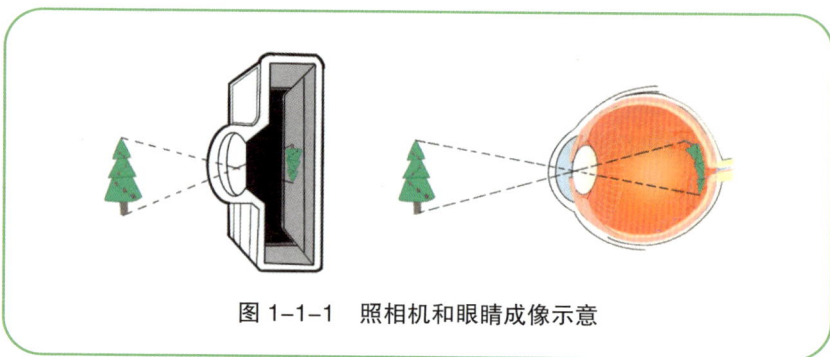

图 1-1-1　照相机和眼睛成像示意

图 1-1-2　照相机和眼睛结构示意

1. 眼球壁

　　眼球壁由外层、中层、内层三层膜组成，外层包括角膜和巩膜，中层为葡萄膜，内层是视网膜。

（1）外层

1）角膜——照相机镜头。

角膜，俗称"黑眼珠"，其实它透明、无血管。因为眼内黑暗，好似照相机的暗箱，所以当我们透过透明的角膜看"暗箱"，就有了"黑眼珠"的错觉。

角膜约占眼球表面积的 1/6，中央薄，周边厚。新生儿的角膜直径为 9 ～ 10 mm，成年人的角膜直径为 10 ～ 12 mm。

光线从外界进入眼内的第一步就是穿过角膜。角膜由前向后分5 层：上皮细胞层、前弹力层、基质层、后弹力层、内皮细胞层。各层细胞排列整齐，保证了良好的透光性和屈光性。

角膜是眼屈光系统中屈光力最大的组织，总屈光力约 43.00 D，占全眼屈光力的 70%。角膜的屈光力有巨大的改变潜力，为改变屈光度，很多操作（近视屈光手术、角膜塑形镜等）在角膜上实施。

角膜上皮细胞层有十分敏感的感觉神经末梢，如果角膜上皮受损，疼痛刺激症状会非常明显，但一般损伤会在 1 ～ 2 天愈合。如果角膜受损严重，愈合后可留下瘢痕，严重的瘢痕呈瓷白色，好似照相机镜头上的污点，影响视力（图 1-1-3）。

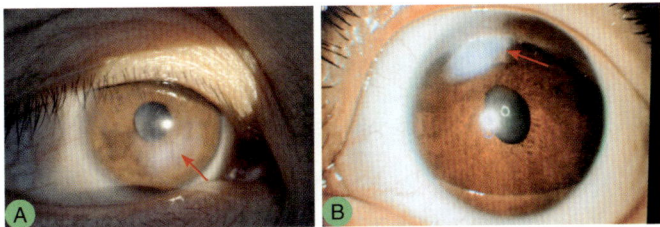

A. 角膜斑翳；B. 角膜白斑。

图 1-1-3 角膜损伤

（山西省眼科医院角膜科折宇静供图）

2）巩膜——照相机外壳。

巩膜俗称"白眼珠"，约占眼球表面积的 5/6，呈乳白色，儿童因巩膜比成人薄，能透见中层葡萄膜，颜色呈蓝白色，老年人因脂肪堆积呈淡黄色（这也是俗话说的"人老珠黄"的原因）。巩膜主要由胶原纤维组成，富有弹性、韧性，具有一定的抗压能力。巩膜不透明，保证了光线只能通过角膜及其他屈光系统进入眼内而成像。

（2）中层：葡萄膜

葡萄膜是位于巩膜与视网膜之间的富含色素的血管性结构。因颜色像葡萄而得名。自前向后分为虹膜、睫状体和脉络膜三个相连续的部分（图 1-1-2）。

1）虹膜。

虹膜是一圆盘形膜，位于葡萄膜最前部，虹膜与角膜之间有房水填充，虹膜后有晶状体支托。虹膜中央有圆孔，称为瞳孔，相当于照相机的光圈，平均直径 3 mm，瞳孔直径随光线强弱发生变化：光线强时，瞳孔缩小；光线弱时，瞳孔变大，从而使眼睛里接收的光线总是恰到好处。根据虹膜内含色素的不同，虹膜呈现不同的颜色。白种人虹膜色素较少，呈蓝色；黄种人虹膜色素较多，呈棕黄色；黑种人虹膜色素最多，呈黑色。

2）睫状体。

睫状体呈环状，位于葡萄膜中间，前接虹膜根部，后端过渡到脉络膜。睫状体可分泌房水，调节眼压。睫状体与晶状体之间有纤细的晶状体悬韧带相连。睫状肌属于睫状体的一部分，睫状体各部分协调收缩保证睫状体的调节功能。睫状肌收缩，与之相连的晶状体悬韧带放松，晶状体变凸，屈光度增加，使人眼能看清近距离目标；睫状体放松，晶状体悬韧带紧绷，晶状体趋向于扁平，屈光度减少，使人眼看清远处目标；这便是晶状体的调节作用。

3）脉络膜。

脉络膜是葡萄膜的后部，位于视网膜和巩膜之间，是一层富含血管的棕色膜。脉络膜主要由血管组成，其厚度随血管的充盈程度而有很大的变化。

（3）内层：视网膜

视网膜是一层透明的膜，内与玻璃体（图 1-1-2）相接，外与脉络膜相贴，由内层神经上皮层和外层色素上皮层组成，视网膜中央动脉及中央静脉的分支分布其上。视网膜上有 2 个重要的结构：黄斑和视盘（图 1-1-4）。

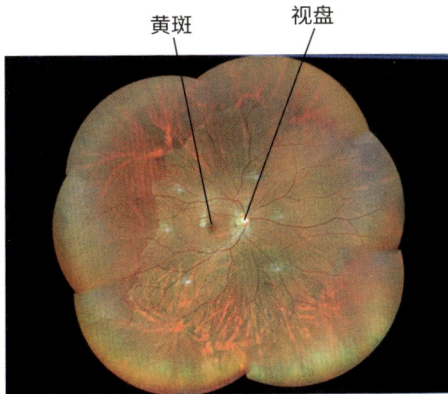

图 1-1-4　眼底重要结构：黄斑和视盘（右眼）

视盘是一约 1.50 mm × 1.75 mm、境界清楚、橙红色的圆盘状结构，又称视乳头，是视神经穿出眼球的部位，也是视网膜中央动脉、中央静脉通过的部位。视盘中央的小凹陷称为视杯，视杯与视盘的比值常常在青光眼中被用于表示病情进展的程度，正常的视杯与视盘比值为 0.3 ～ 0.5。

黄斑距离视盘颞侧约 3 mm，位于视网膜上下血管弓之间。因中央无血管的凹陷区富含叶黄素，外观看起来略黄而得名。黄斑是视网膜上负责中央视力和色觉的核心区域，一旦受损将导致视野中心模糊或丧失，严重影响阅读、驾驶等精细视觉功能。

2. 眼球内容物

眼球内容物包括房水、晶状体和玻璃体。三者均透明，与角膜一起构成人眼的屈光系统，是光线进入眼内到达视网膜的通路。

（1）房水

房水存在于虹膜和角膜之间（前房），以及虹膜后面、晶状体前面、玻璃体前面、睫状体内面之间的不规则腔隙（后房）中，总量为 0.15 ～ 0.30 mL，处于动态循环中。房水可维持眼压、营养角膜、晶状体及玻璃体并清除上述组织代谢产物。

（2）晶状体——全自动变焦镜头

晶状体是一个透明的双凸透镜，在正常情况下，眼睛在放松的状态下，晶状体相当于 20.00 D 的凸透镜，是主要的屈光介质之一。人的一生中，晶状体纤维都处于不断地增长之中。出生时晶状体直径为 5 mm，中央厚度为 3.5 ～ 4.0 mm；成人晶状体直径为 9 ～ 10 mm，中央厚度为 4 ～ 5 mm。随年龄增长，晶状体重量也逐渐增长，晶状体核也越来越大，弹性逐渐减弱，透明性也逐渐降低。

晶状体与睫状肌通过悬韧带连接，睫状肌的收缩和松弛带动晶状体厚度变薄和增厚，从而改变屈光力，使人眼自由切换看清不同距离的目标。晶状体弹性下降，睫状肌功能减退，人眼调节力会降低。

年轻人的晶状体能透过 90% 的可见光，但对紫外线的透过率低，正是因为晶状体对紫外线的屏障作用，减少了视网膜的光损伤。

（3）玻璃体

玻璃体为无色透明的胶质体，位于晶状体后面的玻璃体腔内（图 1−1−2），占眼球内容积的 4/5，成人玻璃体容积约为 4.5 mL。玻璃体由 98% 的水和 2% 的胶原纤维和透明质酸组成。玻璃体也是屈光介质的组成部分，对晶状体、视网膜等周围眼组织有支持、减震和营养的作用。

玻璃体代谢缓慢，不能再生。出生后随眼球逐渐增大，玻璃体容积也增大。中年后，玻璃体规则排列的胶原纤维开始变性，胶原支架结构逐渐坍塌、收缩，水分析出，玻璃体凝胶液化（称为玻璃体液化），高度近视更容易发生玻璃体液化。

第二节 眼睛的附属结构有哪些？

眼睛作为人体五官中极为重要的视觉器官，其功能的正常发挥不仅依赖于眼球本身，还与周围的附属结构紧密相关。这些附属结构共同构成了眼的附属系统，它们包括眼睑、结膜、泪器、眼外肌和眼眶等。

1. 眼睑

眼睑对眼球的保护作用重大，它能保护敏感的角膜免受损伤，防止刺眼的强光进入眼内。眼睑分上睑和下睑，覆盖在眼球表面。上下眼睑的游离缘称为睑缘，上下睑缘之间的裂隙称为睑裂，睑缘长有睫毛，睫毛可以阻挡灰尘及微小生物进入眼内。

眼睑组织分为 5 层，由前向后依次为皮肤、皮下疏松结缔组织、肌层、纤维层和睑结膜（图 1-2-1）。

1）眼睑皮肤是全身皮肤最薄之处，容易形成褶皱。

2）皮下疏松结缔组织，即皮下脂肪及间隙，因结构疏松，容易发生水肿。

3）肌层包括眼轮匝肌、提上睑肌和 Müller 肌。眼轮匝肌以睑裂为中心环绕上下睑，起闭睑作用。泪囊部眼轮匝肌有泪液泵作用，帮助泪液从泪道排出。提上睑肌主要起抬起上睑的作用。Müller 肌由颈交感神经支配，对上下眼睑起着辅助收缩的作用，使眼裂开大。

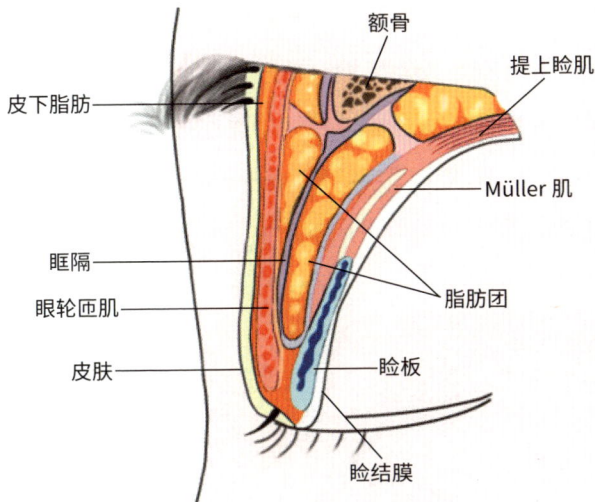

图 1-2-1 眼睑矢状切面结构

4）纤维层包括睑板和眶隔。睑板由致密的结缔组织、丰富的弹力纤维和大量睑板腺组成，是眼睑的支架组织。睑板内有垂直排列的皮脂腺，称为睑板腺，每个睑板腺中央均有一个导管，各个中央导管平行排列，开口于睑缘。睑板腺分泌类脂质，构成角膜前泪膜的脂质层，防止泪液快速蒸发。睑板腺感染、堵塞常可引起睑腺炎和睑板腺囊肿，并可导致干眼病。眶隔是睑板向四周延伸的一薄层富有弹性的结缔组织膜，将眼睑和眼眶隔开。

5）睑结膜：指眼睑最里面的睑结膜，不包括眼部其他结膜。其在后文中有详细介绍。

眼睑上有丰富的血管和神经，具有高度再生能力和修复能力，应激状态下可保护眼球免受损伤。

👁 2. 结膜

结膜是一层薄的半透明黏膜，覆盖于眼睑后面和眼球表面。结膜分为睑结膜、球结膜和两者移行处的穹窿部结膜。若以睑裂为口，角膜为底，结膜呈一囊状，称结膜囊（图 1-2-2）。结膜可以分泌黏液和泪液，湿润角膜和结膜，起保护作用。

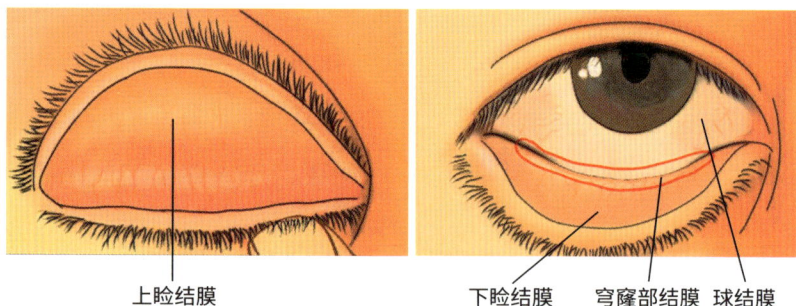

上睑结膜　　　　　下睑结膜　穹窿部结膜　球结膜

图 1-2-2　结膜示意

👁 3. 泪器

泪器包括分泌泪液的泪腺和排泄泪液的泪道（图 1-2-3）。

泪腺位于眼眶外上方的泪腺窝内，正常时从眼部不能触及，用于分泌泪液，哭泣或受外界刺激后大量流泪。

泪道包括泪点、泪小管、泪囊和鼻泪管 4 部分。泪液排到结膜囊后，经眼睑瞬目运动分布于眼球表面，并向内眦汇集，再由泪点、泪小管的虹吸作用进入泪道。

Hasner 膜是一个瓣膜，位于鼻泪管的末端，开口于下鼻道，通常在出生前或出生后不久自行开放，若未开放，可导致先天性鼻泪管阻塞。

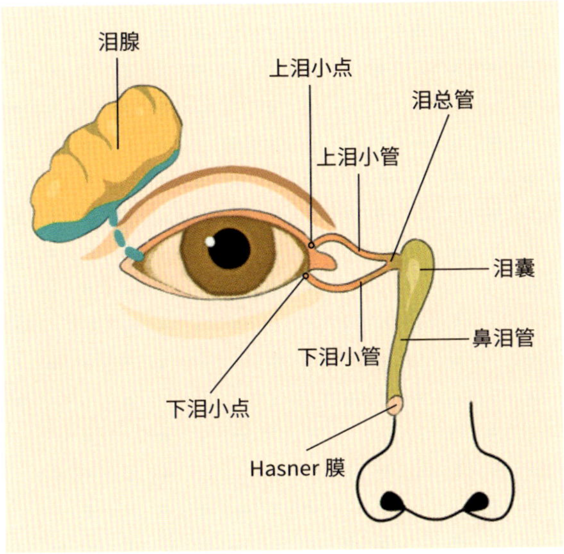

图 1-2-3 泪器示意

👁 4. 眼外肌

正常情况下，每个眼球壁均附着有 6 条眼外肌，2 条水平肌（内直肌、外直肌），2 条垂直肌（上直肌、下直肌），2 条斜肌（上斜肌、下斜肌）。6 条眼外肌通过神经支配，各司其职，维持眼球协调运动。

👁 5. 眼眶

眼眶由 7 块颅骨组成，包括额骨、筛骨、泪骨、上颌骨、蝶骨、腭骨和颧骨；呈尖端向后、底向前的锥体。眶尖的视神经孔和眶上裂有视神经、眼动脉、其他脑神经及眼静脉通过。

第三节　眼睛是如何发育的？

眼睛作为人体重要的感觉器官，其发育过程是一个复杂而精细的生物学变化过程。从胚胎期开始，眼睛的形成和发育就已经启动，经历从简单的细胞结构到复杂的器官形态的转变。在胎儿出生后，眼睛的发育并没有停止，而是继续进行，直至个体成长为成人。

在眼睛的发育过程中，每个阶段都有其独特的特点和重要性。例如，在胚胎期，眼睛的基本结构开始形成，包括视网膜、晶状体和角膜等关键部分。而在婴儿期和儿童期，眼睛的结构和功能逐渐完善，视力也在不断发展和成熟。到了成人期，眼睛的发育基本完成，但仍然可能受到一些因素的影响，如老化、疾病等。

在整个眼睛的发育过程中，孕期和外界环境因素起着至关重要的作用。孕期的营养状况、母亲的健康状况、遗传因素及外界的环境刺激等都可能对眼睛的发育产生影响。如果在母亲孕期或早期生活中受到不良因素的影响，可能会导致眼睛的发育异常，如屈光不正、斜视、弱视等。

1. 胚胎期眼发育

从受精卵到胚胎第 3 周，在前脑两侧神经褶处出现视沟，逐渐发育成视窝，随着神经管的闭合，视窝加深形成视泡，视泡向前生长形成视茎（视神经始基）。胚胎第 4 周，视泡远端偏下方向内凹陷形成视杯，视杯下方停止生长和内陷，形成胚裂。胚胎第5周，胚裂开始闭合，直至胚胎第7周时胚裂完全闭合，此时眼的各部位组织已具雏形，形成胚眼。若胚裂闭合不全，出生后眼部此处存在缺损，表现为虹膜、睫状体、脉络膜或视盘缺损。

（1）视网膜的发育

视杯高度分化后，外层形成视网膜色素上皮层，胚胎第6周开始生成黑色素；内层形成视网膜神经上皮层，胚胎第2个月末，视网膜神经感觉层发育到赤道部附近。胚胎第3个月时，黄斑开始出现，第7个月时形成黄斑中心凹，出生后黄斑区仍在继续发育，直至出生后第4个月黄斑区结构发育完全。胚胎第9个月时视网膜血管分支到达锯齿缘。

（2）视神经的发育

胚胎的视茎发育成视神经。由视网膜神经节细胞分化而来的视神经纤维逐渐从胚裂进入视茎，并逐渐向中枢神经系统方向生长，形成视交叉和视束。胚胎第5个月时，视神经纤维的髓鞘由视交叉处开始沿神经纤维向眼部生长，在胎儿出生1个月时止于筛板后。如髓鞘生长过度，进入视网膜，则在眼底可见有髓神经纤维。

（3）玻璃体的发育

玻璃体发育分三个阶段。

1）原始玻璃体：由原始视泡和晶状体泡之间的细胞质形成。此时玻璃体腔内充满玻璃体血管。

2）第二玻璃体：胚胎第6～12周玻璃体血管系统逐渐萎缩，同时视杯内分泌出第二玻璃体，将原始玻璃体挤向眼球中央和晶状体后方，形成Cloquet管，通过玻璃体血管。玻璃体血管于胚胎第8～

9 个月完全萎缩，如原始玻璃体不能正常消退，可导致永存胚胎血管（persistent fetal vasculature，PFV），曾称永存原始玻璃体增生症（PHPV）。

3）第三玻璃体：胚胎第 4 个月时，睫状体神经上皮细胞分泌出细小原纤维，逐渐发育成晶状体悬韧带。

（4）晶状体的发育

晶状体发育可分为两个时期：胚胎第 4 周时晶状体泡形成，胚胎第 8 周时晶状体原始纤维形成。晶状体赤道部上皮细胞不断增生、变长，形成新的纤维，围绕中央核层层增殖，终生不停。若晶状体在发育过程中出现障碍，比如母亲孕早期病毒感染（风疹、水痘、单纯疱疹、麻疹、带状疱疹、流感等病毒），孕期营养不良、服用某些药物、接受过量有害射线、患有系统性疾病、缺乏维生素 D 等，可导致各种类型的先天性白内障。

（5）葡萄膜的发育

在胚胎第 6～10 周，虹膜睫状体发育开始；胚胎第 3 个月时，神经嵴细胞分化发育成睫状肌，直至出生后 1 年睫状肌发育完成。胚胎第 6 周末，出现前房始基，此时中央较薄的虹膜基质层称为瞳孔膜。胚胎第 7 个月时，瞳孔膜开始萎缩形成瞳孔。如瞳孔膜萎缩不完全，出生后称为先天性瞳孔残膜，也叫永存瞳孔膜。在胚胎第 5 个月时，脉络膜出现与成人相似的各层，胚胎第 5～7 个月时，脉络膜外层出现色素，由后极部逐渐向周边散布。

（6）角膜的发育

晶状体泡与表面外胚叶分离后，表皮外胚叶发育成角膜上皮，中胚叶组织分化形成角膜基质层和内皮细胞层。在胚胎第 3 个月时，基质层前部细纤维形成前弹力层，内皮细胞分泌形成后弹力层。

（7）眼附属器的发育

胚胎第 9 周时，睑缘部毛囊发育，随后出现睫毛。胚胎第 6 周时，睑板腺形成，其周围组织逐渐形成睑板。胚胎第 4 个月时，泪阜形成，胚胎第 6 个月时，上下睑由鼻侧开始逐渐分开。

胚胎第 3 周出现原始眼外肌，第 6 周各眼外肌完全分开，第 10 周由上直肌分化出上睑提肌。

胚胎第 4 周时，胎儿两眼朝外侧，两眼视轴夹角为 160°，随着胎龄增加，最后两眼视轴成 45°夹角，视轴的改变与双眼单视功能的建立密不可分。

泪腺于胚胎第 3 个月出现，至出生后 3 ~ 4 个月发育完全。胚胎第 7 个月时，上下泪点开放，第 8 个月时，鼻泪管下口开放，至出生前泪道完全畅通。如果鼻泪管下端发育不全，或鼻泪管下端黏膜皱襞（Hasner 膜）出生时仍未开放，会导致鼻泪管阻塞，再继发感染形成新生儿泪囊炎（图 1-3-1）。

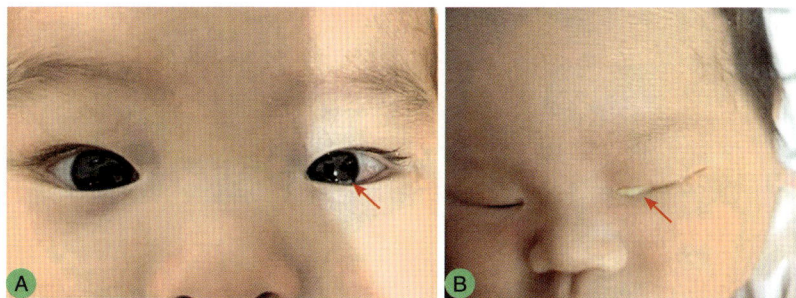

A. 溢泪、分泌物、眼红；B. 新生儿泪囊炎。

图 1-3-1　婴幼儿泪道阻塞

2. 儿童期眼发育

（1）眼球增长

儿童眼球的增长主要体现在眼轴（图 1-3-2）和体积的增长。眼轴是眼球的前后径距离。新生儿眼球体积小，眼轴短，前后径长度为 17 ~ 18 mm。3 岁以前，特别是 1 岁以前眼球增长速度较快，之后眼轴生长速度变慢。眼轴在青春期还会经历一个快速生长的时期，直至 15 岁，大部分人眼轴趋于稳定。18 ~ 20 岁时眼轴逐渐停止生长，成年时眼轴为 24 mm 左右（眼轴数据仅供参考，存在个体差异；另外，《眼轴长度在近视防控管理中的应用专家共识（2023）》数据显示，当下人眼轴长度较之前共识及文献所载长度略长，详见本章第四节表 1-4-1、表 1-4-2）。

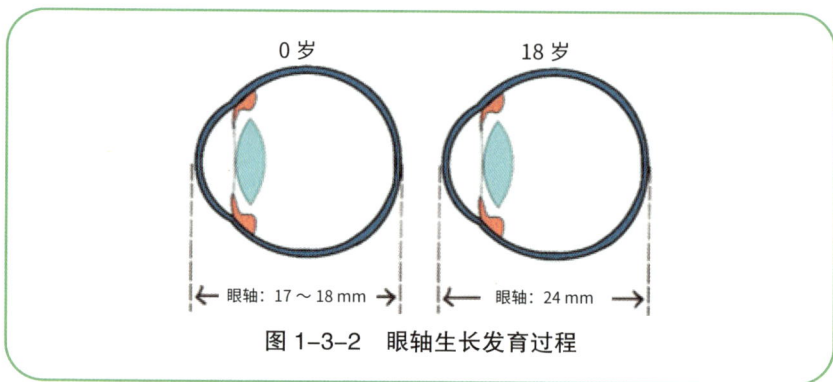

图 1-3-2 眼轴生长发育过程

从出生到成年，人体的体积增长约 21 倍，而眼球仅增长 3 倍，且 70% 是在 4 岁之前完成的。

（2）角膜与巩膜

新生儿角膜直径为 9 ~ 10 mm，3 岁左右角膜直径接近成人，直径为 10 ~ 12 mm。婴幼儿巩膜较成人柔软，厚度约为 0.45 mm，成人的巩膜厚度约为 1.09 mm。

（3）葡萄膜

新生儿葡萄膜色素较少，睫状肌平坦部短，随着眼球发育，睫状肌平坦部逐渐延长，7 岁时才与成人形状接近。瞳孔开大肌至儿童5 岁时才发育完全，故婴幼儿瞳孔较小。

（4）前房与前房角

新生儿前房较浅，深度为 1.8 ～ 2.4 mm，随着年龄增长，前房深度持续加深，直至青少年后，又逐渐变浅。青少年期的前房深度平均为 3.25 mm。对于近视眼，因随着年龄增长眼轴和晶状体都在发生相应的变化，故前房会随着近视的加深而加深。新生儿前房角窄，随着年龄增长逐渐增宽。

（5）晶状体

新生儿晶状体较成人圆，因略呈球形，前表面突出，故前房浅。晶状体增长持续终生，1 岁以内晶状体生长速度较快，并逐渐变扁平，随着年龄的增长，晶状体的屈光指数也在不断增加。

（6）眼底与黄斑

新生儿因眼底色素少，不具备成人特点，呈"椒盐状"眼底。出生后 6 个月眼底才近似成人视网膜表现。出生后黄斑部发育明显落后于视网膜其他部位，至出生 4 个月黄斑中心凹才发育完全，在检眼镜下可见中央凹反光。

👁 3. 儿童期视功能发育

眼睛是心灵的窗户，是我们赖以工作和学习的重要器官。人类通过眼睛获取外界信息，再通过视觉中枢传递给大脑，大脑进行加工处理，才获得对外界信息的认知。儿童的生长发育过程也是大脑学习认知的过程，视觉发育对儿童的身心发展非常重要。良好的视觉有助于儿童在生活中细致观察、精确判断，可使其记忆牢固，反应迅速、手眼脑协调；促进儿童在认知、语言、运动及社交能力方面的发展。

儿童发育过程中，视觉发育有两个重要阶段：儿童视觉关键期（0～3岁）、儿童视觉敏感期（3～10岁）。在这两个重要阶段，视觉发育尚未成熟，可塑性大，且年龄越小，可塑性越强。在这两个阶段，倘若出现任何影响视觉发育的不良因素都应及时纠正，此时可获得最佳矫正效果，若等到视觉发育成熟再进行干预，效果会大打折扣。

（1）儿童视力的发育

足月新生儿，光感视力，在强光下可出现闭目皱眉动作。

2月龄，可与父母（抚养人）对视。

3月龄，可注视，眼睛可追随物体移动（如红球）。

4～5月龄，会看自己的手，伸手触摸物体。

6月龄，双眼固视良好，眼球运动灵活，不再出现眼球偏斜。

8～10月龄，可区分陌生人，可用拇指和示指对捏小物体。

11～12月龄，可观看图片，视力约0.1。

2岁，对远处物体感兴趣，视力约0.5。

3岁，能辨别细小物体，可学习指认视力表，视力约0.6。

4岁，会指认视力表，视力可达0.6以上。

5～6岁，视力发育逐渐完善，视力可达0.8以上。

视力的记录方法有两种：小数记录法和五分记录法。

小数记录法：视力从0.1到1.0，视力逐渐提升，1.0视为标准视力。五分记录法：从4.0到5.0，视力逐渐提升，5.0被视为标准视力。

两者之间的对应关系如表 1-3-1 所示。

表 1-3-1　视力小数记录法与五分记录法数值对照

小数记录法	五分记录法
0.1	4.0
0.12	4.1
0.15	4.2
0.2	4.3
0.25	4.4
0.3	4.5
0.4	4.6
0.5	4.7
0.6	4.8
0.8	4.9
1.0	5.0
1.2	5.1
1.5	5.2

（2）儿童双眼视觉发育

双眼协调运动是正常的双眼视觉发育的基础。立体视觉是双眼视觉的高级形式，立体视觉发育的先决条件是协调准确的双眼运动和双眼黄斑中心凹注视。

足月新生儿，双眼具有水平运动能力。

2 月龄，可稳定注视，双眼垂直运动开始发育，出现融合辐辏。

3 月龄，双眼调节功能开始发育。

4 月龄，双眼立体视觉开始发育。可以粗略辨别物体之间的距离。

6 月龄，双眼运动协调，不再出现斜视。

6 ~ 12 月龄，对丰富色彩感兴趣，视觉对比敏感度增加。

1 ~ 3 岁，立体视觉发育的高峰期。

3 ~ 7 岁，可分辨线条、色彩，有立体感，并以自己为中心感受周围环境及事物，开始有空间的概念。

21

🔍 第四节 什么是眼睛的正视化过程？

正视化过程是一个复杂的生理现象，它伴随着儿童的生长和发育而发生。在这个过程中，眼内的多个结构，包括角膜、晶状体和眼轴，都会经历一系列协调的变化，以实现视觉系统的平衡。

在新生儿时期，眼球相对较小，角膜和晶状体的弯曲度较大，这导致屈光状态通常处于远视状态。然而，随着儿童的生长发育，眼球的体积逐渐增大，眼球前后径也逐渐变长。与此同时，角膜和晶状体的形状也会发生变化，它们逐渐变得更平，导致屈光度减少。这些变化最终使得眼睛趋于正视眼，即能够清晰地看到远处和近处的物体，这个过程被称为"正视化"。

然而，并非所有的儿童都能顺利完成正视化过程。部分儿童在眼睛从远视状态发展到正视状态后，眼球的生长并没有停止。相反，它们继续生长，导致眼睛从正视状态变成近视状态。这种情况通常是由眼轴的过度延长所致。

正常情况下，随着年龄的增长，眼轴的长度、屈光度和角膜曲率会发生一定的变化。具体来说，眼轴会逐渐延长，屈光度会逐渐减少，而角膜曲率则会变得更为平坦。这些变化有助于眼睛适应不同距离的视觉需求，从而实现清晰的视觉。

正常情况下随年龄增长，眼轴、屈光度、角膜曲率的变化如下。

1. 眼轴

通常情况下，足月新生儿的眼轴为 17 ～ 18 mm，1 ～ 2 岁眼轴约 21 mm，3 岁以后眼轴增长缓慢，平均每年增长 0.1 ～ 0.2 mm，15 岁时大部分人眼轴趋于稳定，18 ～ 20 岁时眼轴停止生长。每个年龄段儿童眼轴数据见表 1–4–1、表 1–4–2。表格中数据引自《眼轴长度在近视防控管理中的应用专家共识（2023)》，该共识中眼轴数据较之前共识及文献所载数据略大，较为符合当下临床实际情况。

表 1–4–1　3 ～ 18 岁未近视儿童青少年（男）眼轴长度参考范围（mm）

年龄（岁）	P_{5}	P_{10}	P_{25}	P_{50}	P_{75}	P_{90}	P_{95}
	男						
3	21.11	21.32	21.66	22.03	22.38	22.69	22.87
4	21.32	21.54	21.90	22.29	22.67	23.00	23.20
5	21.54	21.76	22.14	22.55	22.96	23.32	23.53
6	21.74	21.98	22.37	22.80	23.24	23.63	23.86
7	21.94	22.18	22.59	23.05	23.52	23.94	24.19
8	22.13	22.39	22.81	23.30	23.79	24.25	24.52
9	22.32	22.58	23.03	23.54	24.07	24.55	24.85
10	22.49	22.77	23.24	23.78	24.34	24.86	25.18
11	22.66	22.95	23.44	24.01	24.61	25.16	25.50
12	22.82	23.12	23.64	24.25	24.87	25.46	25.82
13	22.97	23.29	23.84	24.47	25.13	25.75	26.14
14	23.10	23.44	24.02	24.70	25.39	26.04	26.44
15	23.22	23.58	24.20	24.92	25.65	26.32	26.74
16	23.32	23.71	24.38	25.13	25.90	26.60	27.02
17	23.40	23.83	24.54	25.34	26.14	26.86	27.30
18	23.45	23.92	24.70	25.55	26.38	27.12	27.55

注：P，百分位数。引自《眼轴长度在近视防控管理中的应用专家共识（2023)》。

表 1-4-2　3～18 岁未近视儿童青少年（女）眼轴长度参考范围（mm）

年龄（岁）	P_5	P_{10}	P_{25}	P_{50}	P_{75}	P_{90}	P_{95}
	女						
3	20.80	20.96	21.25	21.58	21.92	22.24	22.44
4	20.99	21.17	21.48	21.84	22.21	22.57	22.79
5	21.19	21.38	21.71	22.09	22.50	22.89	23.13
6	21.38	21.58	21.94	22.35	22.78	23.20	23.46
7	21.57	21.78	22.16	22.60	23.07	23.52	23.80
8	21.76	21.98	22.38	22.84	23.34	23.82	24.13
9	21.94	22.18	22.59	23.09	23.62	24.13	24.45
10	22.12	22.37	22.81	23.33	23.89	24.43	24.78
11	22.29	22.55	23.02	23.56	24.15	24.73	25.09
12	22.46	22.74	23.22	23.80	24.42	25.02	25.40
13	22.63	22.92	23.42	24.03	24.68	25.30	25.70
14	22.78	23.09	23.62	24.26	24.93	25.58	25.99
15	22.94	23.26	23.82	24.48	25.18	25.85	26.27
16	23.08	23.42	24.01	24.70	25.43	26.12	26.55
17	23.22	23.58	24.20	24.92	25.67	26.38	26.81
18	23.35	23.73	24.38	25.13	25.90	26.63	27.07

注：P，百分位数。引自《眼轴长度在近视防控管理中的应用专家共识（2023）》。

👁 2. 屈光度

　　足月新生儿的屈光度约 +3.00 D，3 岁为 +2.75 D，4～5 岁为 +1.50～+2.00 D，6～7 岁为 +1.00～+1.50 D，8～10 岁为 +0.50～+1.00 D，11～12 岁为 0～+0.50 D。

3. 角膜曲率

足月新生儿角膜曲率为 47.00 ～ 48.00 D，随着年龄增长，逐渐降低。6 月龄角膜曲率约为 45.20 D，3 岁以后基本接近正常成人水平，成人的平均角膜曲率为 43.00 D。

新生儿角膜陡峭，散光的发生率高，散光的度数也相对高，绝大部分为规则的复性远视散光。0 ～ 3 岁是眼球发育的快速阶段，随着眼球的发育，散光度数会逐渐下降，4 岁后散光度数较稳定，一般变化不大。有散光的儿童相对于正常儿童，近视发展速度快。

第二章

近视的发生、发展及现状

当今社会，近视已经成为一个全球性的公共卫生问题，其带来的健康问题和并发症的风险正在逐渐增加，引起了全球医疗界和公众的广泛关注。2022 年国家卫生健康委统计数据显示：中国近视人口高达 7 亿人。这一数字使得中国成了全球青少年近视高发的国家之一，这一现象无疑为我们近视防控敲响了警钟。

近视问题已经不再仅仅是个体的健康问题，它的影响已经波及国家的经济发展和人民的生活质量。因此，近视的预防和控制已经被提升到了国家战略的高度，这显示了国家对这一问题的高度重视。

古人云："知己知彼，百战不殆。"这句话告诉我们，只有深入了解敌人，才能在战斗中取得胜利。同样，为了有效地做好近视的防控工作，我们首先必须深入理解近视的本质，了解它的成因、发展过程及可能带来的健康风险。只有这样，我们才能采取有效的措施，从源头上减少近视的发生，从而保护我们的视力健康，提高国民的生活质量，促进国家的长远发展。

🔍 第一节　什么是近视？近视分几种类型？

👁 1. 近视的定义

人眼的屈光状态表现多种多样，取决于眼的屈光系统和眼轴的变化。正视是眼屈光系统和眼轴发育协调、平衡的过程，近视是眼球发育过度。

近视（myopia）是人眼在不使用调节功能的情况下，平行光线经过眼屈光系统后，焦点聚焦于视网膜前。近视眼的远视力下降，但近处目标的分散光线进入眼内可聚焦于视网膜上，故近视眼近视力正常（图 2-1-1）。儿童睫状肌麻痹散瞳验光结果 ≤ -0.50 D 即可诊断为近视。

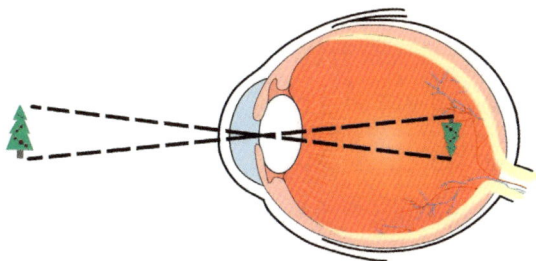

图 2-1-1　近视示意——眼睛成像在视网膜前

2. 近视的分类

近视主要包括以下几种。

（1）根据近视的病因分类

根据病因，近视分为原发性近视（即近视并非由眼病或全身疾病所致）与继发性近视（指近视继发于已知的眼病或全身性疾病）两类。原发性近视分为单纯性近视与病理性近视两大类。

1）单纯性近视。屈光度在 -6.00 D 以内，多指眼球在发育期出现的近视，发育停止后，近视也趋于稳定。矫正视力正常，眼底无明显病理性改变，少数人可能存在窄弧形斑和豹纹状眼底。因视近使用调节比正视眼少，或不用调节，易引起外隐斜或外斜视。

2）病理性近视。屈光度 ≤ -6.00 D，眼轴明显增长，多指发育停止后近视仍在发展。由于眼轴增长，眼后极部扩张，形成后巩膜葡萄肿（主要特征），眼底出现病理性改变（如豹纹状眼底、漆裂纹、Fuchs 斑及脉络膜视网膜变性、视网膜下新生血管等）（图 2-1-2）。视功能明显受损，矫正视力低于正常水平，视野、色觉及对比敏感度出现异常。可发生视网膜脱离、青光眼、白内障、斜视等并发症。病理性近视患者平时会有夜间视力差、飞蚊症、闪光感等症状。

（2）根据近视的屈光度分类

1）轻度近视：屈光度 ≥ -3.00 D。

2）中度近视：屈光度为 -3.00 ～ -6.00 D。

3）高度近视：屈光度 ≤ -6.00 D，称高度近视，眼底会有相应的病理改变。

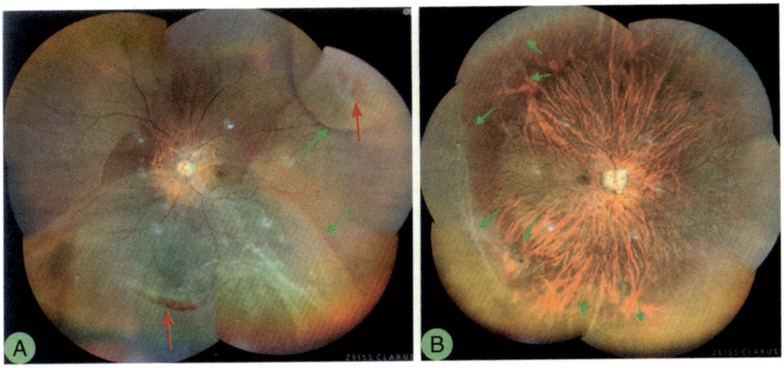

A. 高度近视导致的孔源性视网膜脱离，绿色箭头示意视网膜脱离，红色箭头示意视网膜裂孔；B. 高度近视导致的眼底变性及萎缩，绿色箭头示意高度近视眼底变性区。

图 2-1-2　高度近视眼底病理改变

（山西省眼科医院综合检验科赵炬伟供图）

（3）根据散瞳验光后等效球镜（SE）分类

等效球镜（SE）= 球镜度 + 1/2 柱镜度。

例：某儿童球镜是 -1.50 D，柱镜是 +2.00 D，等效球镜 SE = -1.50 + 1/2（+2.00）= -0.50 D。

1）近视前期：-0.50 D < SE ≤ +0.75 D（近视 50 度以下）。

2）低度近视：-6.00 D < SE ≤ -0.50 D（近视 50 ~ 600 度）。

3）高度近视：SE ≤ -6.00 D（近视 600 度及以上）。

（4）根据眼屈光要素分类

1）轴性近视：眼轴超出正常范围，角膜和晶状体曲率在正常范围内。

2）屈光性近视：角膜或晶状体曲率过大，也可因角膜或晶状体病变导致，眼轴长度在正常范围内，眼的屈光力超出正常范围。

第二节 筛查发现是近视，就一定是近视吗？

为了有效地预防和控制近视，我国已经针对婴幼儿、学龄前儿童及学龄期儿童建立了一套眼保健及视力筛查制度。这套制度的建立，旨在尽早发现近视的迹象，实现早诊断、早干预和早治疗，从而有效降低近视的发生率和影响。

近视筛查是一种重要的公共卫生手段，它主要通过应用一些快速、简便的方法，如远视力检查、非睫状肌麻痹状态下的电脑验光（通常被称为不散瞳电脑验光）或串镜检查等，来识别儿童青少年人群中可能存在的近视或已经发生的近视。

在具体的近视筛查标准方面，当 6 岁以上的儿童青少年裸眼远视力低于 5.0 时，我们会通过非睫状肌麻痹电脑验光（图 2-2-1），查看等效球镜（SE）是否小于或等于 -0.50 D，如果满足这一条件，就会判定为筛查性近视。或者在串镜检查（图 2-2-2）中，如果正片（凸透镜）视力下降，而负片（凹透镜）视力提高，也会被判定为筛查性近视。例如，一个孩子的裸眼视力低于 5.0，筛查屈光度为 -1.00 D，那么他就会被判定为筛查性近视；如果筛查屈光度为 -0.25 D，那么就不符合筛查近视的标准；如果筛查屈光度为 -0.50 D，那么就符合筛查近视的标准。

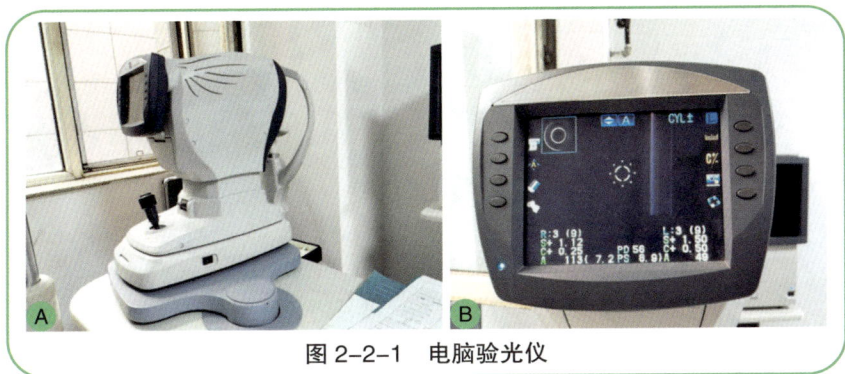

图 2-2-1 电脑验光仪

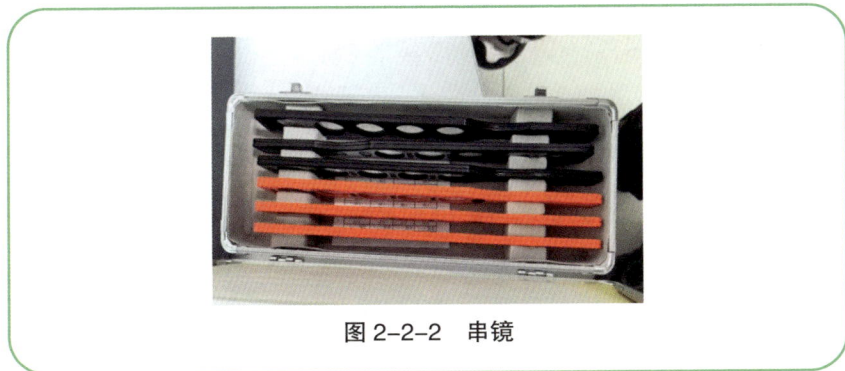

图 2-2-2 串镜

　　需要注意的是，近视筛查的结果只是初步的判断，筛查出来的可能是可疑的近视或已经发生的近视，所以筛查发现的近视并不一定是真正的近视。因此，一旦筛查发现近视，我们建议家长尽快带孩子到正规医院的眼科或正规的眼科医院进行进一步的检查，通过散瞳验光来确定是否为真正的近视。

　　总的来说，我国的眼保健及视力筛查制度，是为了更好地保护儿童青少年的视力健康，及时发现并处理近视问题，从而为他们的成长提供一个良好的视觉环境。

第三节 如何读懂筛查结果和屈光度数？

在上一节中，我们重点探讨了近视的筛查方法，包括多种用于早期发现和评估近视风险的工具和程序。通过这些筛查活动，我们可以收集关键的视力健康数据，进而对个体是否存在近视或其发展风险进行初步判断。但是，仅仅完成筛查还不够，正确解读筛查结果同样重要。

接下来，我们将深入讨论如何理解和分析筛查报告中的信息。筛查报告通常包含一系列的测试数值和指标，这些数据对于非专业人士来说可能难以理解。因此，我们将详细解释各种常见的测试项目，包括但不限于屈光度、散光、轴位、眼压等，以及它们在评估视力状况时的意义。

我们将阐述如何识别正常范围内的数值，以及哪些数值可能表明存在潜在的视觉问题。例如，屈光度异常可能意味着近视或远视，而眼压过高可能是青光眼的早期迹象。我们还将讨论不同的筛查工具和筛查方法可能会产生的不同类型报告，以及如何将这些报告与患者的个人病史和其他相关因素结合起来，获得更全面的视力健康状况评估。

此外，我们也会提供一些实用的建议和技巧，帮助读者更好地理解筛查报告，并在必要时与眼科医生进行有效的沟通。了解如何解读这些报告，不仅有助于患者自我监测视力变化，也有助于医疗专业人员制订更为精确的治疗计划。

总之，本节的目标是为读者提供一个全面的指南，帮助读者从筛查报告中提取关键信息，理解其含义，并据此采取适当的行动，以维护和改善视力健康。

1. 电脑验光单

图 2-3-1 显示，患者右眼近视 775 度，散光 25 度（可忽略不计），左眼近视 825 度，散光 50 度。患者右眼角膜散光有 100 度，左眼角膜散光有 150 度，但总体电脑验光提示右眼散光 25 度、左眼散光 50 度，说明晶状体的散光可以补偿一部分角膜散光。由此也提示角膜散光不代表整个眼的散光。

2. 生物测量单

图 2-3-2 是一名 7 岁儿童的生物测量单，反映了该儿童的眼球相关数据，我们可以看到他双眼发育均衡，但眼轴已经为右眼 23.31 mm、左眼 23.46 mm，且角膜曲率也高，由此判定他已经近视了（关于各年龄段眼轴参考"第一章第四节"）。

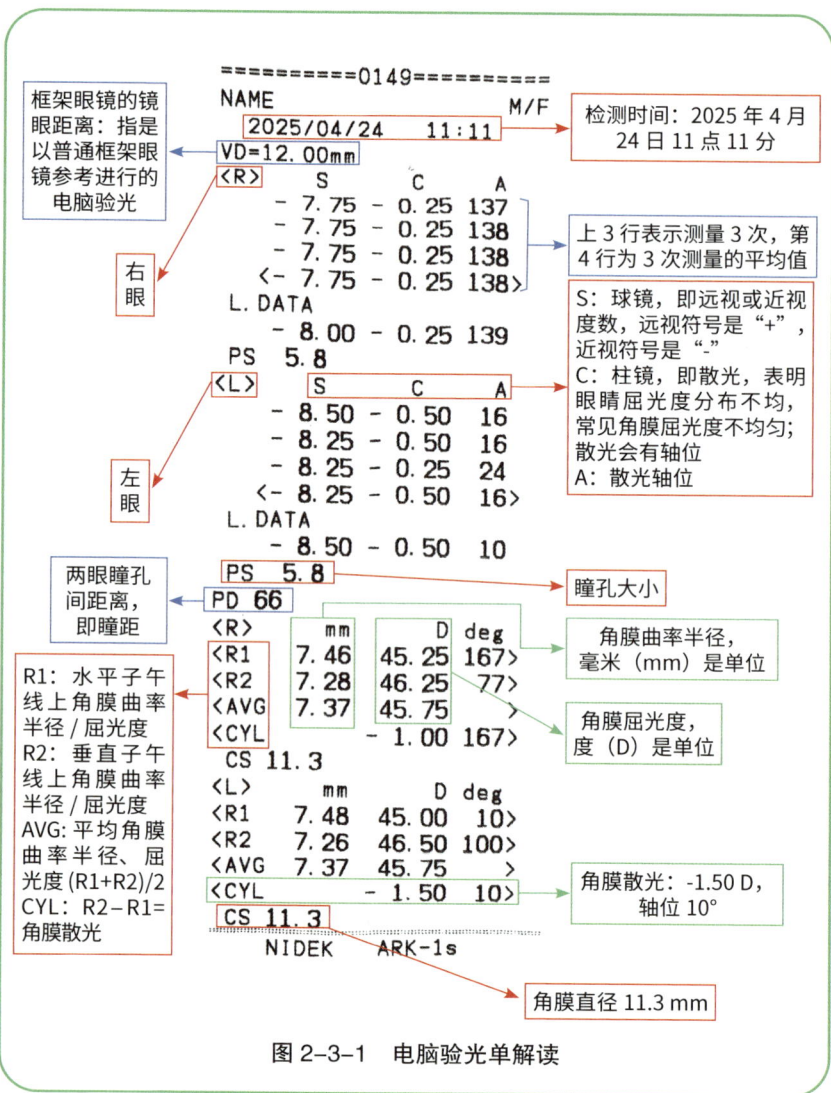

图 2-3-1　电脑验光单解读

	Measuring mode	Mode	右眼 OD Right eye Phakic	左眼 OS Left eye Phakic
眼轴长度	Axial length	AL	23.31 mm	23.46 mm
角膜厚度	Cornea thickness	CCT	580 µm	577 µm
前房深度	Aqueous depth	AD	3.43 mm	3.40 mm
加角膜厚度的前房深度	Anterior chamber depth incl.	ACD	4.01 mm	3.98 mm
晶状体厚度	Lens thickness	LT	3.36 mm	3.35 mm
视网膜厚度（生物测量不查）	Retina thickness	RT	200** µm	200** µm
角膜平坦轴屈光度	Flat meridian	K1	44.04 D @ 161°	43.76 D @ 17°
角膜陡峭轴屈光度	Steep meridian	K2	44.51 D @ 71°	44.34 D @ 107°
角膜散光	Astigmatism	AST	0.47 D @ 71°	0.58 D @ 107°
角膜屈光指数	Keratometric index	n	1.3375	1.3375
	White to White	WTW	---	---
	Iris barycenter	IC	---	---
瞳孔直径	Pupil diameter	PD	8.58 mm	7.32 mm
	Pupil barycenter	PC	-0.14 / 0.00 mm	0.23 / -0.80 mm

图 2-3-2　生物测量单解读

3. 婴幼儿屈光筛查

图 2-3-3A 显示的是一名屈光筛查正常儿童的屈光数值，图 2-3-3B 是屈光筛查异常儿童的数值，故用红色字体提示"完成建议的眼科检查"。图 2-3-3B 屈光数值解读如下：右眼近视 425 度，散光 225 度，散光轴位 11°，等效球镜相当于近视 525 度；左眼近视 375 度，散光 275 度，散光轴位 164°，等效球镜相当于近视 525 度。

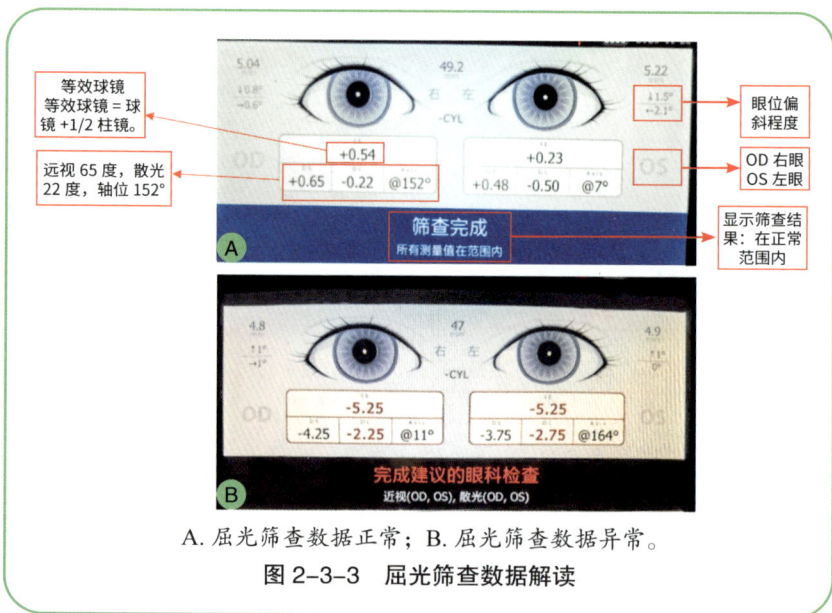

等效球镜
等效球镜 = 球镜 +1/2 柱镜。

远视 65 度，散光 22 度，轴位 152°

眼位偏斜程度

OD 右眼
OS 左眼

显示筛查结果：在正常范围内

A. 屈光筛查数据正常；B. 屈光筛查数据异常。

图 2-3-3 屈光筛查数据解读

4. 学龄期儿童视力筛查报告

图 2-3-4 是同一学龄期儿童不同时期的 2 张视力筛查报告单，图 2-3-4A 该儿童二年级时：视力正常，但是屈光度显示异常，右眼近视 25 度，散光 25 度，散光轴位 2°；左眼近视 75 度，散光 25 度，散光轴位 95°。根据筛查近视的标准，该儿童裸眼远视力正常，不在筛查近视的范围内，可认为是正常。图 2-3-4B 该儿童三年级时屈光度显示：右眼近视 50 度，散光 50 度，散光轴位 176°；左眼近视 75 度，散光 25 度，散光轴位 168°；且该儿童裸眼远视力右眼 0.8（正常），左眼只有 0.5（不正常），应该到正规医院眼科或专业眼科医院进行进一步检查。

视力及屈光		
	右眼	左眼
裸眼远视力	5.2（1.5）	5.2（1.5）
戴镜远视力	—	—
矫正方式		—
	右眼	左眼
球镜（S）	−0.25 （近视 25 度）	−0.75 （近视 75 度）
柱镜（C）	−0.25 （散光 25 度）	−0.25 （散光 25 度）
轴位（A）	2	95

A

视力及屈光		
	右眼	左眼
裸眼远视力	4.9（0.8）	4.7（0.5）
戴镜远视力	—	—
矫正方式		—
	右眼	左眼
球镜（S）	−0.50 （近视 50 度）	−0.75 （近视 75 度）
柱镜（C）	−0.50 （散光 50 度）	−0.25 （散光 25 度）
轴位（A）	176	168

B

A. 患儿二年级时视力筛查正常；B. 该患儿三年级时视力筛查异常。

图 2-3-4 学龄期儿童视力筛查报告单

需要注意的是，屈光筛查显示近视不一定是近视，视力差也不一定是近视。因为不同年龄儿童的视力正常值也不一样，而且有很多其他眼病可导致视力下降。

🔍 第四节 什么是远视储备？远视储备少了该怎么办？

经常有一些家长拿着儿童保健科的筛查报告就诊，说"医生说孩子没有远视储备了，很快就近视了"，并表现出很大的焦虑。

从图 2-3-3A 能看到右眼远视屈光度 +0.54 D，也就是只有 54 度远视，这对于一个 2 岁的孩子确实太低了。但是，这不是真实的远视度数，这是筛查度数，所以不必担心。相反，这份检查单看起来还是蛮正常的。因为两只眼基本是均衡的，视力应该也是均衡的。

远视储备是在散瞳验光检查后的远视量。如果散瞳验光后没有远视或者低于同龄儿童应该有的远视度数，意味着远视储备没有了或者降低了。除非视力确实比同龄儿童低，我们才给做散瞳验光检查，一般视力与同龄儿童相仿，不会轻易为了了解远视储备的量而专门做散瞳验光检查。另外，如果确实发现远视储备低，也不要过于惊慌，不一定这个孩子就一定得近视。远视储备低只是提醒我们应该注意了，他的远视存量不多，好像银行的存款不多，要省着点用。怎样节省呢？那就是在低年龄段严格控制电子产品的使用时间，强调在充足的阳光下户外活动的时间。父母有高度近视的，要测量眼轴，如果眼轴比同龄儿童长则更要注意，并密切随访，动态监测屈光状态。如果没有上述那些因素，基本不会有大问题，不要过于焦虑。

🔍 第五节 近视早期有哪些表现？

在当今社会，随着科技的发展和生活节奏的加快，近视已经成为许多儿童青少年面临的一个普遍问题。为了有效地预防和控制近视的发展，我们需要遵循三个关键原则：早发现、早诊断和早干预。这三大原则是近视防控的核心，能够帮助我们在近视发展的早期阶段就采取相应的措施，从而避免或减轻近视对儿童青少年视力的长期影响。

那么，如何在近视的早期阶段就发现并采取措施呢？关键在于对所有视觉不适症状保持高度警觉。近视的早期表现主要有以下几个方面。

👁 1. 远视力的波动性

在近视初期，由于度数相对较低，儿童青少年通常会采取一些自然的方式来调整视力，如眨眼或轻微眯眼，以便让眼睛能够看到更清晰的图像。此外，由于长时间进行近距离的视觉活动，睫状肌可能无法完全放松，导致在观察远处物体时，远视力会出现一定程度的波动。这种波动表现为时而清晰，时而模糊，这是由于眼睛在尝试调整焦距以适应不同距离的物体。

👁 2. 经常有眯眼、眨眼、揉眼、皱眉、拉扯眼角等动作

眯眼、眨眼、揉眼、皱眉、拉扯眼角这些不良的动作可能是儿童

为了改善视力而无意识地采取的行为。通过轻微缩小眼睑或降低角膜曲率，可以减少光线散射造成的模糊影像，从而增加景深或改变眼球的屈光度，以提高视力。然而，这些行为也可能是由于视力不佳或过度用眼导致的视疲劳的表现。

3. 看远处目标不自觉前移

近视导致远视力下降，而近视力保持正常，孩子在近视初期可能会看不清远处的目标。为了提高视力，他们可能会不自觉地将身体前移，以缩短与注视目标的距离。这种行为是眼睛试图通过缩短观察距离来获得更清晰的视觉信息。

4. 经常歪头视物

这种情况通常出现在一只眼的视力较好，而另一只眼的视力较差的情况下，即双眼视力不平衡。孩子可能会通过歪头的方式，用视力较好的眼睛去观察远处的目标。此外，如果存在散光问题，孩子可能会通过歪头来调整视线，以消除部分视差，从而提高视力。

综上所述，这些行为可能是儿童在面对视力问题时所采取的自我调整策略，但也可能是视疲劳的表现。因此，家长和教师应密切关注儿童的这些行为，并在必要时寻求专业眼科医生的建议和帮助。总之，近视早期孩子可能会有各种各样的表现，一旦我们发现孩子眼部不适，或者孩子主动告诉我们看不清楚，眼睛不舒服时，我们就要注意了，及时带孩子去正规医院的眼科诊治。

👁 第六节 为什么会近视？

当孩子被诊断已经近视了，需要戴眼镜时，很多家长非常疑惑：孩子才这么小，为什么会近视？这是一个很常见的问题。在"正视化"内容中，我们曾经提到新生儿的眼球较小，眼轴较短，因此双眼处于远视状态。随着年龄的增长，眼球逐渐变大，眼轴增长，远视度数会逐渐降低，日渐趋于正视眼。

然而，眼睛的生长发育并不会在达到正视状态后停止，它仍然会继续生长，导致眼睛从正视变成近视。因此，近视是由眼球发育过快导致的。那么，什么因素会导致眼球发育过快呢？

实际上，到目前为止，我们对近视的发生和发展机制尚未完全明了。但是，根据目前已知的研究结果，我们可以将近视眼的发病原因大致归为两类：遗传因素和环境因素。

👁 1. 遗传因素

研究发现，单纯性近视有明显的家族聚集现象，双亲近视的子女近视发生率高于双亲只有一人是近视眼者；双亲仅一人近视的子女近视发生率高于双亲均无近视眼者；而且同卵双胞胎发生近视的倾向性一致。不同种族的近视发生率差异很大，黄种人发生率最高，白种人次之，黑种人发生率最低。在同一环境下，不同种族间近视的发生率仍有明显差异，说明遗传是种族差异的主要因素。病理性近视（高度近视，屈光度 ≤ -6.00 D，眼轴超过 26 mm 发生病理性近视的可能性更大）的发生与遗传关系更大，病理性近视的遗传方式主要是单基因遗传，常见的是常染色体隐性遗传。

2. 环境因素

（1）户外活动和光照

澳大利亚的 Rose 教授团队进行了大量户外活动与近视相关性的研究，研究调查了 6 岁和 12 岁年龄段 3132 名儿童，发现户外活动水平越高，近视率越低。在对悉尼中学 4000 多名学生进行 3 年随访后发现，孩子只要在户外，无论是进行体育运动，还是户外读书、户外野餐都能有效预防近视。户外活动水平高的孩子即使长时间看电子屏幕、近距离学习，近视的发生率也很低，这说明大量的户外活动有可能抵消近距离用眼导致近视的风险。Rose 团队还比较了新加坡和悉尼两地的华裔儿童的近视患病率，发现在悉尼的华裔儿童中有 3% 近视，而在新加坡的华裔儿童中却有 29% 的人近视，同样是华裔，他们种族相同，却因在不同的地方患病率不同。原因就是悉尼华裔儿童每周平均有 13.75 小时在户外活动，而新加坡华裔儿童每周仅有 3.05 小时在户外活动。也有研究发现，每周 10 小时的户外活动，是预防有近视家族史儿童近视的保护因素。

有学者提出，户外活动时户外目标均比室内远，可能是近距离用眼减少，所以减缓了近视的发展。但是多项动物实验研究证实，强光暴露为近视的保护因素。Karouta 等将 60 只单眼戴半透明扩散器的鸡（造成形觉剥夺单眼）分 5 组进行饲养（照度为 500 lx、10 000 lx、

20 000 lx、30 000 lx 和 40 000 lx）发现，照度与抑制鸡形觉剥夺性近视的发展呈正相关。Wen 等给予 85 名学生佩戴 Clouclip（一种可测量工作距离和眼睛水平照度的设备）一周，发现照度 > 3000 lx 是近视的保护因素。也有研究发现，自然光线中的紫光（波长 360 ~ 400 nm）可抑制近视进展。

（2）近距离用眼

研究表明，近距离工作负荷过重，视近距离过近（< 20 cm）和一次持续近距离工作时间过长（> 30 分钟）是近视发生的危险因素。正常情况下，我们在 33 cm 近距离阅读时需要眼睛动用 +3.00 D 的调节来看清近距离目标。长时间近距离用眼时，为了看清楚目标，眼球试图在不使用调节的情况下，将近距离目标图像直接聚焦于视网膜上，从而使眼轴增长，发生近视。

随着信息时代的到来，人们对孩子教育的高度重视，电子设备和网络远程学习的普及，儿童青少年需要花更多的时间进行近距离的学习和阅读，甚至有些儿童青少年沉溺于电子产品，故近视化也越来越严重。

（3）室内环境

室内环境图像的空间频率特征和室内照度不足可能是近视发生的危险因素。有研究认为，室内环境图像的空间频率特征和诱导动物形觉剥夺性近视的空间频率特征高度相似，说明室内人造环境的空间频率可能是近视发生的危险因素。也有研究发现，提高室内的光照水平，可显著抑制近视的发生，降低眼轴的增长速度和眼球屈光度。因此，通过模拟自然光的空间频率和适当提高室内照度可以控制近视的发生发展。

（4）其他可能的外界因素。

综合多项研究发现，高糖饮食可通过升高胰岛素样生长因子-1水平，降低胰岛素样生长因子结合蛋白水平，参与近视的发生发展；晚睡、熬夜导致昼夜节律被打破，人工照明时间延长，是发生近视的危险因素；婴幼儿被动吸二手烟会导致脉络膜变薄，增加早发近视的风险。

从进化的角度来看，长期以来，人类一直生活在大自然中，随着社会的进步，人类生产生活的方式逐渐发生了改变，孩子们在户外的时间越来越少，近距离用眼越来越多，饮食习惯和睡眠习惯也逐渐改变，成长的环境发生了很大变化，眼睛的发育也逐渐趋向于近视化。

近视一旦发生是不可逆的，不要过分纠结于近视是遗传因素还是环境因素导致的，因为大多数研究者认为近视是遗传和环境等危险因素共同作用导致的。在无法改变遗传因素的情况下，我们可以通过积极控制环境因素，如增加户外活动和自然光照时间、改变各种不良用眼习惯、均衡膳食、保证充足睡眠等方法预防和延缓近视的发生和发展。

🔍 第七节 不同年龄段近视发展的速度一样吗?

在门诊中,当家长发现孩子刚刚出现近视时,他们常常会询问:孩子的近视在未来是否会迅速增加,以及可能增加到多少度?这就引出了一个关键问题:在不同的年龄段,近视的发展速度是否保持一致?

近视的发展速度与眼球的自然发育和外界环境因素有着密切的联系。在正常情况下,人眼的屈光度变化主要是由角膜曲率和眼轴长度决定的。人眼的角膜曲率在 3 岁时基本上已经接近成人的水平,因此,近视的发展主要是由眼轴的增长所引起的。在 3 岁之前,眼轴的增长速度较快,而在 3 岁之后,眼轴的增长速度开始减缓,平均每年增长 0.1 ~ 0.2 mm,直到 15 岁时大部分人趋于稳定,接近成人的眼轴长度。

因此,如果孩子在低年龄段,如学龄前期(3 ~ 6 岁)就已经出现近视,那么随着眼轴的增长,近视的程度可能会继续加深。而如果孩子在年龄稍大时,如 15 岁时才出现近视,由于眼轴已经基本不再变化,所以近视加深的度数可能就不会太多。

此外,如果孩子在初发近视时,度数就已经很高,那么未来近视的度数可能会更高。因此,初发近视的年龄越小,初发近视的度数越高,近视的发展速度就可能越快!

　　对于学龄期的儿童来说，由于学习负担的增加，近距离学习和阅读的时间增长，相应的户外活动时间减少，再加上学习和阅读的距离过近、光线过暗等因素（如完成作业后奖励自己看一会儿平板电脑，持续近距离用眼；或者在光线昏暗的环境下，躲在被子里看电子产品等），这些都可能导致近视快速发展。

　　根据目前的研究，学龄期 8 ～ 12 岁的儿童近视发展的速度较快，屈光度每年大约增长 1.00 D（即近视加深 100 度）；12 ～ 14 岁的儿童近视发展的速度减缓为屈光度每年增长 0.75 D；15 ～ 16 岁的儿童近视发展的速度进一步减缓为屈光度每年增长 0.50 D。在大多数情况下，近视在青少年后期，即 18 岁以后趋于稳定。然而，也有一些人在成年后，近视的度数仍在不断加深，具体的原因将在下一节内容中进行详细讨论。

🔍 第八节 18 岁以后近视真的就稳定了吗？

在日常生活中，我们经常会听到这样的说法：18 岁高中毕业，近视度数稳定了，就可以进行近视手术。毫无疑问，每年暑期是高中毕业生进行近视手术的高峰期。但是，这是否意味着 18 岁以后，近视度数真的就稳定了呢？

近距离用眼是导致近视发生和发展的一个重要因素。研究发现，即使对于成年人，如果长时间高强度的近距离用眼，如医学专业、法律专业的大学生进行高强度的、密集的近距离阅读，或者手工裁缝持续近距离用眼工作都会导致近视发生和发展，甚至有些大学生在考研后发现自己的近视度数加深，在这些情况下，高度近视的成年人近视度数仍然可能会持续增加。

一项关于成人隐形眼镜配戴近视进展的回顾性研究发现，20 ～ 40 岁的成年人中，有 21.3% 的人在五年内近视进展超过 1.00 D，且 20 岁的近视进展人数比 30 岁的更多。芬兰的一项长达 23 年的随访研究发现，20 岁成年人 8 年内近视的平均屈光度进展为 -0.45 D±0.71 D，45% 的病例进展 ≥ 0.50 D，18% 的病例近视增加 ≥ 1.00 D。

此外，病理性近视是一种与近视相关的过度眼轴增长，导致眼球后段结构变化，包括后巩膜葡萄肿、近视性黄斑病变和高度近视相关性视神经病变，这些都可能导致最佳矫正视力下降。病理性近视会随着年龄的增长，眼轴不断增长，眼底的病变也在不断进展。虽然病理性近视在儿童青少年中的患病率较低，但随着年龄的增长，其患病率和严重程度都会呈进行性增加，特别是在 40 岁及以上的高度近视患者中，黄斑病变的患病率和严重程度更是如此。

因此，近视防控并不仅仅是针对儿童，成年人也需要合理用眼，防止近视度数进一步加深。其中，20-20-20 法则［每近距离用眼 20 分钟，远眺 20 英尺（6 m）以外物体 20 秒以上］就是一种更加科学的眼部保健方法，值得我们推广和实践。

第九节　你了解全球及我国的近视现状吗？

在全球范围内，近视已经成为一种日益严重的视力健康危机。根据世界卫生组织（WHO）的报告，自 1970 年以来，全球近视人口的比例已经显著增长，从 8% 激增至 2020 年的 33.3%。这意味着全球约有 25 亿人正遭受近视的困扰，这一数字占据了全球总人口的 1/3。特别是在亚洲地区，近视的患病率更是高达 50%。而在发达国家，如美国和欧洲国家，近视的患病率也在持续上升。据预测，到 2050 年，全球将有近半数的人口，即 49.8% 的人口，患有近视。

欧洲眼科学会的数据进一步揭示了这一趋势。在欧洲，近视的患病率已从 20 世纪 70 年代的 20% 上升至目前的 30%。由于东欧国家生活方式的变化和学习压力的增加，近视的发病率正在迅速攀升。

亚洲，尤其是东亚地区，是近视的高发区。中国、韩国、日本的近视患病率位居前列。

由于人口基数大，我国已成为全球近视人口最多的国家。国家疾控局监测数据显示：2022 年我国儿童青少年总体近视率为 51.9%（其中，小学生 36.7%，初中生 71.4%，高中生 81.2%），总体近视率较 2021 年（52.6%）下降 0.7 个百分点。我国近视的现状已引起国家政府的高度重视，出台了许多近视防控的政策，近视防控工作取得了一定的成效，但近视防控工作仍任重道远。

高度近视患者更容易出现其他眼部并发症，这些并发症可能导致失明。全球范围内，高度近视的患病率为 1% ~ 2%。在欧洲和美洲，高度近视的患病率相对较低，美国的高度近视患病率为 0.2% ~ 0.5%。而在亚洲，高度近视的患病率较高，日本为 1% ~ 2%。在我国，高度近视的患病率更高，为 1% ~ 3%，约占我国近视人口的 30%，这一现象可能与我国人口基数大、遗传因素等多种因素有关。在非洲，由于缺乏相关数据，高度近视的患病情况尚不明确。

近视不仅给个人带来了身体和心理上的负担，还给国家和社会带来了沉重的经济负担。近视导致视力水平下降，会影响个人的学习和工作能力的发挥，甚至可能导致失明，从而引发其他健康问题。近视患者可能会因为视力问题而感到自卑、焦虑和抑郁，影响个人的心理健康。在就业过程中，近视患者因视力及视功能限制，选择职业的范围受到限制（如航空航天、精密制造、军事、医学等领域对视力及视功能有要求），从而影响他们的就业机会和收入水平。

为了预防和治疗近视，政府和个人需要投入大量的资金，用于进行眼保健操、户外活动，购买护眼产品等。此外，一些治疗方法如角膜塑形镜、屈光手术等也需要较高的费用。据统计，近视人群的终生经济成本约为 17 020 美元。2012 年，我国由各类视力缺陷导致的社会经济成本高达人民币 6800 亿元，占当年国内生产总值（GDP）的 1.3%。

总之，近视已经成为一个涉及民生福祉的公共卫生问题和社会问题。我们需要采取有效的措施来预防和控制近视的发展，同时也需要加强对近视的研究和治疗，以减轻其对个人和社会的影响。

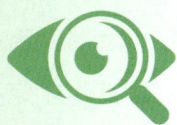

第三章

近视的危害

随着现代社会的快速发展，电子产品的普及和学习压力的增大，我国青少年近视问题日益严重。近年来，近视不仅呈现低龄化的趋势，而且高度近视的比例也在逐年上升。这一现象已经引起了国家层面的高度重视，近视防控已经被提升到国家战略的高度，显示出政府对于这一问题的深切关注。

那么，近视的危害究竟有多大，以至于我们不得不将其作为一项国家战略来对待呢？近视不仅仅是一个简单的视力问题，它的影响是多方面的，既影响个人的生活质量，也给社会带来了一系列的问题。

在个人层面，近视会导致视力下降，影响学习和工作效率，严重时甚至会导致失明。对于儿童青少年来说，近视还会影响他们的身体健康和心理健康，限制他们参与体育活动和其他社交活动，从而影响他们的全面发展。

在社会层面，近视的普遍性导致了医疗资源的大量消耗，增加了家庭和社会的经济负担。此外，高度近视人口的增加还可能导致劳动力市场的结构变化，影响国家的经济发展。更重要的是，高度近视可能会引发一系列并发症，如视网膜脱离、青光眼等，这些病症的治疗成本高昂，且对患者的生活质量影响巨大。

因此，本部分将深入探讨近视的危害，希望通过详细的介绍，能够让大家更加正视近视问题，认识到近视防控的重要性。我们呼吁家庭、学校、医疗机构及政府部门等社会各界，共同努力，采取有效措施，从预防和治疗两个方面入手，降低近视给个人和社会造成的影响。通过科学的方法和全社会的共同努力，我们有望改善当前近视状况，保护儿童青少年的视力健康，为构建更加健康的社会贡献力量。

第一节　近视有哪些危害和不便？

近视是一种在人群中极为常见且发病率较高的眼科问题，然而，它却常常未能得到应有的重视。许多人错误地认为近视不过是配戴一副眼镜或通过简单的手术就能解决的小问题，却没有意识到近视实际上正在悄无声息地对我们的日常生活及国家的整体发展造成深远的影响。

1. 个人生活层面

（1）视觉质量受损

一旦患上近视，看远的视力一定会下降。若不及时配戴适当的眼镜，远距离视物会变得模糊不清，"五米之外六亲不认"形象地描述了未矫正近视时的情景。随着近视度数的增加，这种影响会愈加显著。由于近视眼镜本质上是凹透镜，透过镜片看到的事物会比实际小，并且随着度数加深，视觉失真也越明显。某些高度近视的情况，甚至可能出现眼底病变，即使经过矫正，视力也无法完全恢复正常。

（2）诱发其他眼病

长期未对近视进行矫正可能会导致视觉功能紊乱，进而引发斜视等问题。病理性近视患者还可能面临青光眼、视网膜脱离和内斜视等严重并发症的风险，这些疾病可能造成不可逆的视力损害，甚至可能导致永久性失明。

（3）学习和工作效率受影响

近视会直接影响个体的学习效率和工作表现。当存在屈光参差时，即两眼度数差异较大，可能会引起头痛、头晕、复视等不适症状，这会分散注意力，降低学习和工作效率。

（4）生活质量下降

对于近视患者而言，戴上眼镜后参与剧烈运动或遭遇意外撞击时，眼镜有可能破损，导致眼睛受伤甚至失明。此外，天气变化造成的眼镜起雾等问题也会给日常生活带来不便。

（5）职业选择受限

近视患者在选择专业和就业时会受到限制。例如，飞行员、军事人员、公安、海员、消防员、测绘技术人员和医疗工作者等职业对视力有严格要求，患有近视的学生在选择专业时需要特别谨慎。

（6）容貌和心理健康受损

高度近视的患者不戴眼镜时眼睛可能会显得突出，而戴上眼镜则可能使眼睛看起来更小。同时，他们可能会承受心理压力，担心视力不断恶化或害怕受到他人的嘲笑，从而感到自卑或缺乏自信。此外，因视力问题无法参与某些活动也可能对他们的心理状态产生负面影响。

👁 2. 从国家角度考虑

（1）增加医疗负担

近视的普遍性使得国家的医疗系统承受了巨大的压力。据统计，中国每年因近视进行的眼科手术数量已超过千万例，这些手术不仅消耗了大量的医疗资源，还产生了巨额的医疗费用。

（2）劳动力素质受影响

视力问题是导致部分人无法从事特定工作的障碍之一，这不仅限制了个人的职业生涯发展，同时也会对国家的经济发展产生不利影响。

（3）社会成本上升

视力不佳可能导致交通事故、工伤事故等的发生，这些都会给社会带来重大损失。除此之外，由近视引起的学习困难，以及预防和控制近视所需的教育和医疗资源也会增加家庭和社会的经济负担。

（4）国防安全受威胁

近视及其可能引发的眼部疾病，如视网膜脱离和青光眼等，会影响患者的入伍资格，进而影响军队的整体素质和战斗力。现代战争日益依赖技术设备，许多先进装备的操作都需要良好的视力支持。因此，高发性的近视问题对国家的国防安全构成了潜在威胁。

综上所述，近视不仅影响当代人民的健康，还可能对未来人口的素质产生长期的不良影响，并对社会经济发展乃至国防安全构成严重威胁。因此，我们必须正视近视的危害，采取有效措施进行预防和治疗，以保障个人福祉和国家的长远利益。

🔍 第二节 高度近视有哪些风险和并发症？

近视超过 600 度，眼轴超过 26 mm 就属于高度近视。随着屈光度的加深和年龄的增长，高度近视更容易出现病理性近视，导致视觉功能进行性损害，严重者可致盲，目前病理性近视已成为我国居民不可逆性致盲的首要眼病。以下是高度近视可能出现的并发症。

👁 1. 白内障或晶状体脱位

高度近视可伴随晶状体营养障碍，引发晶状体混浊，形成白内障（图 3-2-1），常见的是核性白内障（58%）和后囊膜下白内障（23%），也可因晶状体悬韧带松弛，导致晶状体脱位。甚至有些患者因高度近视导致白内障，进行手术植入人工晶状体后，虽视力好转，但多年后双眼人工晶状体均脱位于玻璃体腔，需再次手术取出人工晶状体，或者行双眼人工晶状体悬吊术。

👁 2. 青光眼

在近视患者中，开角型青光眼患病率为正常人的 6 ~ 8 倍。正常眼压性青光眼及可疑青光眼的比例也明显高于其他正常人群。由于开角型青光眼病程缓慢，青光眼征象容易与高度近视眼底表现混淆或被

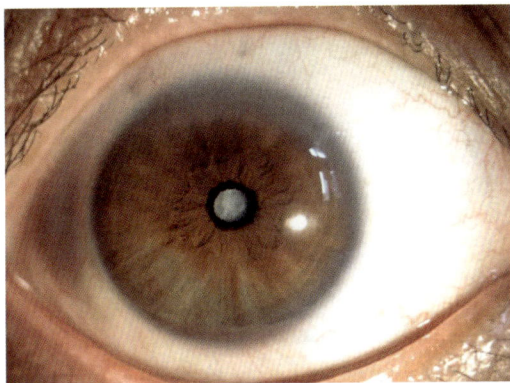

图 3-2-1　高度近视导致的白内障
（山西省眼科医院白内障科畅颖供图）

掩盖，故病理性近视伴发的青光眼容易被漏诊。如高度近视出现难以解释的视力下降和屈光度短期内突然增加，要注意青光眼的可能。青光眼和病理性近视互相影响，可形成恶性循环，导致眼部器质性和功能性损害加重。

3. 黄斑病变

高度近视引起的眼底退行性病变，若累及黄斑区，视功能将严重下降。黄斑区是近视眼变性的特异性高发部位，主要表现为黄斑区色素紊乱、变性、萎缩、出血、新生血管形成、Fuchs 斑、裂孔等。其中 Fuchs 斑为近视眼特征性表现，周围常伴有出血，是 Bruch 膜破裂所致。高度近视超过 1000 度及存在后巩膜葡萄肿者容易出现黄斑裂孔，继而引发视网膜脱离（图 3-2-2）。

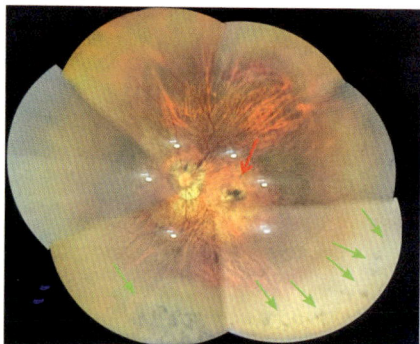

红色箭头示高度近视导致的黄
斑萎缩变性；绿色箭头示视网
膜的变性。

**图 3-2-2　高度近视导致的黄
斑病变**

4. 视网膜脱离

视网膜脱离是高度近视常见的并发症，目前已知引起视网膜脱离
的病理基础是视网膜周边裂孔形成和黄斑裂孔形成。由于变性的玻璃
体与格子样变性的视网膜粘连，在玻璃体长期不断的牵引下，包括外
力的作用下，变性区视网膜被撕裂，液化的玻璃体进入视网膜下，引
起视网膜脱离（图 3-2-3）。

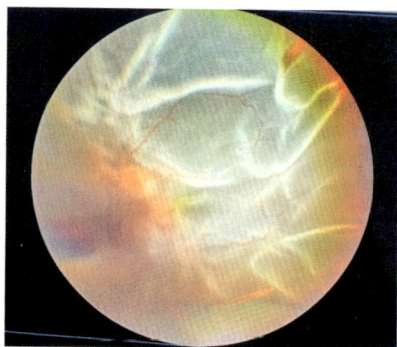

**图 3-2-3　高度近视导致视网膜
灰白色隆起——视网膜脱离**

5. 弱视

近视眼发生弱视者极少。可能发生弱视的因素是单眼高度近视（近视性屈光参差）、明显斜视和先天性高度近视眼。

6. 斜视

由于调节和集合功能异常和相互关系失调导致的高度近视容易出现斜视。另由于高度近视眼轴长，加上重力作用，肌肉圆锥内的"重眼"向内下方移位，肌肉圆锥在颞上象限出现较大的"薄弱空间"，扩张的眼球由肌肉圆锥的颞上象限"疝出"，出现高度近视固定性内下斜视。严重的高度近视内下斜视在睑裂几乎看不到角膜，患者无法注视前方，丧失视功能（图 3-2-4）。

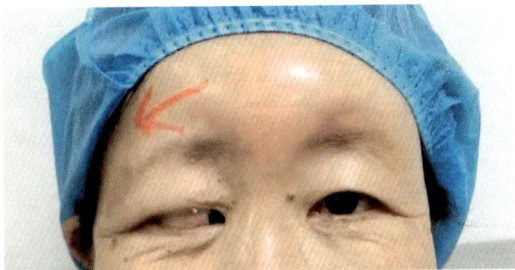

图 3-2-4　高度近视内下斜视（右眼）

高度近视并发症不可忽视，故近视防控要做到：预防近视的发生，一旦发生近视，要严防近视发展成高度近视。

第三节 近视戴眼镜真的会导致突眼吗？

在门诊中，我们经常会遇到一些家长对于给孩子配戴眼镜持抵触态度，他们常常担心，孩子戴上眼镜后，眼睛会逐渐变得突出，影响外观。然而，这实际上是一个误解。

首先，我们需要明确的是，当孩子出现近视并伴随眼球突出时，通常并不是由戴眼镜导致的。在没有其他全身及眼部疾病的情况下，眼球突出往往是由近视度数过高，眼轴变长所致，这种情况在高度近视的孩子中较为常见。

从解剖学的角度来看，近视可以分为两大类：屈光性近视和轴性近视。其中，轴性近视是最常见的类型，它是由眼轴增长过快而导致的近视。我们知道，新生儿出生时，他们的眼睛通常是远视的。随着孩子的生长发育，他们的眼轴和身高一样会增长，屈光度也会逐步从远视过渡到正视。但是，如果眼轴的生长速度过快，就会导致近视的出现。

一般来说，眼轴越长，孩子发生近视的风险就越高。到了 20 岁左右，人的屈光度基本稳定，眼轴也基本不再增长。因此，我们可以看到，眼睛突出的根本原因并不是戴眼镜，而是在发生近视后，随着年龄的增长，近视度数还在增加，眼轴还在增长。

幸运的是，我们现在已经有了多种近视防控眼镜，通过配戴近视防控眼镜，近视度数的增长会变慢，从而防止高度近视的出现。更进一步说，配戴眼镜甚至可以防止眼球突出的发生。

　　综上所述，家长们不必担心孩子因为戴眼镜而使眼睛变突。相反，及时地为孩子配戴合适的眼镜，不仅可以帮助他们更好地看清楚，还可以有效地控制近视的发展，保护他们的眼睛健康。

🔍 第四节　近视真的会影响未来升学和工作吗？

近视对青少年的学业影响深远，尤其是在面临高考这一人生重要转折点时。高考不仅是对学习成果的检验，更是未来职业道路选择的重要依据。在高考录取过程中，视力状况成为衡量学生是否适合某些专业的关键因素之一。以下是根据近 3 年高考志愿所收集到的有关近视影响专业填报的信息的详细分析。

对于屈光不正的学生，即近视眼或远视眼，如果任何一只眼睛的矫正视力低于 0.6（4.8），且近视超过 400 度，有些专业，他们不宜报考。这些专业包括但不限于海洋技术、海洋科学、测控技术与仪器、核工程与核技术、生物医学工程、服装设计与工程、飞行器制造工程等。这意味着，如果视力状况不符合这些专业的要求，学生需要考虑其他专业或者调整自己的职业规划。

对于那些一只眼失明，另一只眼矫正视力低于 0.6（4.8），且近视超过 400 度的学生，他们在选择工学、农学、医学、法学等专业及应用物理学、应用化学、生物技术等领域时，也需要格外谨慎；还有地质学、生态学、环境科学、海洋科学等多个领域，以及应用心理学等专业，对视力的要求较高，可能会限制部分学生。

如果任何一只眼的矫正视力低于 0.6（4.8），且近视超过 800 度，他们在选择地矿类、水利类、土建类等专业时，需要更加慎重。这些专业对视力的要求非常严格，高度近视的学生在选择这些专业时可能会面临更多限制。

交通运输专业对学生的视力要求也相当严格，要求考生单眼裸视 E 字表 0.1（4.0）以上，矫正视力不低于 0.6（4.8），有些学校甚至要求近视不超过 500 度。

除了上述专业选择的限制，还有一些院校对裸眼视力有特定要求。例如，军队和消防院校要求任何一只眼睛的裸眼视力不低于 4.5，否则将被视为不合格。政法类院校的司法类专业则要求裸眼视力达到 4.7 及以上。航海类专业要求裸眼视力 4.6 及以上，同时矫正视力低于 0.8（4.9）的学生应慎重报考。公安类院校和司法类院校也有类似的高视力要求。

从上述信息可以看出，近视确实会对青少年的学业和未来职业选择产生重大影响。许多孩子可能因为近视而不得不放弃自己梦寐以求的专业爱好。因此，对于儿童青少年来说，保护视力、预防近视的发展是非常重要的，这不仅关系到他们的学业成绩，更关系到他们未来的生活和职业发展。

🔎 第五节 孩子近视度数逐年增长，家长很焦虑怎么办？

孩子近视度数逐年增长是年龄增长的必然现象，不需要过度焦虑。在面对孩子近视问题时，我们可以从以下几个方面来了解和处理。

首先，我们需要关注孩子近视度数增长速度是否过快，以及是否伴随其他症状。如果孩子的近视度数增长速度较快，或者伴随其他症状，如眼睛疲劳、头痛等，那么就需要及时就医，寻求专业的治疗建议，以确保孩子的眼睛健康，并及时采取适当的措施来控制近视的发展。

其次，我们需要关注孩子的生活习惯和学习环境。长时间看电视、玩电子游戏、阅读等都会增加近视的发生风险。因此，我们应该鼓励孩子多参加户外活动，保持良好的用眼习惯。户外活动可以让孩子接触到自然光线，户外强光能够促进眼睛分泌多巴胺（眼球生长"刹车剂"），让眼球放松，从而降低近视风险。

最后，我们需要指导孩子正确使用电子产品并养成良好的用眼习惯。在使用电子产品时，应该保持适当的距离，避免长时间盯着屏幕。同时，定期进行眼科检查也是非常重要的，以便及早发现近视问题并采取相应的预防和控制措施。

总之，如果孩子近视度数逐年增长，我们应该给予关注并采取有效的措施来控制近视的发展。然而，家长不必过度焦虑，因为焦虑可能会给孩子带来心理负担。相反，我们应该以积极的态度来面对近视问题，并与孩子一起努力，养成良好的用眼习惯，保护孩子的眼睛健康。

🔍 第六节 近视真的会遗传吗？

近视是一种常见的视力问题，其发生与遗传因素和环境因素密切相关。虽然近视有遗传的倾向，但这并不意味着它一定会在下一代中出现。

首先，我们需要了解的是，如果父母双方都近视，那么他们的孩子患近视的可能性确实会增加。然而，这并不意味着孩子一定会近视，因为遗传只是影响近视发生的一个因素。

除了遗传因素外，环境因素也在近视的发生中起着重要作用。长时间看电视、玩电子游戏、阅读等行为都会增加近视的风险。这是因为这些活动会使眼睛长时间处于近距离的聚焦状态，从而增加了眼睛的负担，导致眼轴的增长，进而引发近视。

因此，即使父母都近视，只要孩子能够养成良好的用眼习惯，也可以有效地预防近视的发生。例如，定期进行眼部检查，保持适当的阅读距离，避免长时间看电视或玩电子游戏，每隔一段时间就让眼睛休息一下，以及保持室内光线充足等，都是预防近视的有效方法。

总的来说，近视的发生是遗传和环境因素共同作用的结果。虽然遗传因素会增加孩子患近视的风险，但通过帮助孩子养成良好的用眼习惯，我们可以有效地预防近视的发生。

🔍 第七节 近视还可以拥有光明的未来吗？

本章的核心内容是探讨近视对个体可能产生的影响，以及如何正确面对这一问题。在深入剖析了近视可能带来的各种危害后，我们发现，很多近视患者可能因此陷入无法自拔的负面情绪中。家长可能担心近视会影响孩子的学习、生活，甚至是未来的职业发展。

古人云："知己知彼，百战不殆。"这句话告诉我们，只有深入了解和掌握对手的情况，才能在战斗中取得胜利。同样，我们了解近视，不是为了被它所吓倒，而是为了更有针对性地去应对它，从而更好地掌控自己的未来。

我们需要明确的是，近视并不会阻止一个人拥有光明的未来！这一点从许多国内外成功的人士身上都可以得到验证。例如，比尔·盖茨，微软公司的创始人之一，据传闻他是高度近视，然而，他凭借自己的智慧和努力，成了全球最知名的企业家之一。同样，史蒂夫·乔布斯，苹果公司的创始人之一，据传闻他的近视度数高达 600 度，但他的创新精神和领导力使他成为科技界的领袖。

甚至有些世界级运动员也是高度近视。奥运冠军邓亚萍患有近视，但她依然在乒乓球赛场上取得了举世瞩目的成就。奥运冠军刘翔，他的近视度数也很高，但他的速度和毅力使他成了短跑赛场上的传奇。

　　这些成功的例子都证明了一个事实：近视并不是阻挡一个人成功的障碍。只要我们有决心，有毅力，有才华，就有机会实现自己的梦想。

　　此外，现代医学的发展，也为近视患者提供了更多的可能性。目前，已经有多种治疗近视的方法，如激光手术、角膜塑形镜、眼内人工晶状体植入术等。这些方法都可以有效地改善视力，让患者能够更好地看清世界。

　　因此，即使我们患有近视，也不必过于忧虑自己的未来。只要我们正面对待，积极处理，再加上努力学习，发挥自己的才能，就一定能够拥有一个光明的未来！

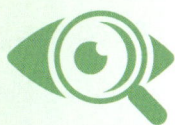

第四章

近视的相关危险因素

　　除了遗传因素和基因突变等生物性影响，日常生活中实际上还存在着许多被我们忽视或轻视的危险因素，这些因素在悄无声息中对我们的眼睛健康产生了影响，使我们在毫无察觉的情况下陷入近视的困扰。这些危险因素可能来自我们的生活习惯，也可能来自我们的工作环境。

　　在接下来的内容中，我们将深入探讨近视的相关危险因素，包括但不限于缺乏户外活动、不良的用眼习惯、不科学的饮食习惯等。我们将详细分析这些危险因素是如何影响我们的眼睛健康、如何导致近视的。希望这次深入的分析，能够帮助大家更全面、更深入地认识近视，从而能够采取更有效的预防和控制措施，保护眼睛健康，避免近视。我们相信，只有深入了解，才能有效预防和控制近视，让我们的眼睛在忙碌的生活中保持健康。

🔍 第一节 你知道近视的遗传危险因素有哪些吗？

目前有大量的研究证明，遗传在眼部屈光发育过程中起决定性的作用。但是关于近视的遗传性质与特征并不具有确定性。也就是说，近视的遗传形式非常复杂，涉及多个基因、遗传异质性、环境因素影响及表观遗传调控等的相互影响。

👁 1. 多基因遗传

多基因遗传是指由多个基因变异共同作用导致的近视的发生和发展。这些基因可能涉及眼球形状、晶状体发育、视网膜功能等多个方面，基因的变异导致眼球的生长和发育受到影响，出现近视并逐渐发展。

目前已证实多个和近视相关的基因，比如 *MYP16*、*COL1A1*、*GJA8* 和 *ZNF408* 等。这些基因的变异可单独或共同作用，影响眼球形态、晶状体发育等，从而导致近视的发生、发展。

👁 2. 遗传异质性

近视的遗传异质性是一个复杂的遗传现象，它涉及不同个体在基因层面上的差异。这种差异意味着，即使是在同一个家庭中，兄弟姐妹之间在近视的表现上也可能存在显著的不同。这些差异源于每个人可能携带不同的变异基因，这些基因与眼睛的生长和发育有关，从而影响到近视的发生和发展。

这些变异基因的存在，使得每个个体对近视的遗传易感性都是独特的。这意味着，即使在相同的环境条件下，如长时间近距离工作或学习，不同个体发展成近视的风险也会有所不同。有些人可能会在很小的时候就出现近视的迹象，而另一些人则可能在成年后才会出现视力下降。

近视的遗传异质性揭示了近视发展的复杂性，强调了在研究和治疗近视时需要考虑个体差异的重要性。这也向眼科医生等相关研究人员提出了挑战，即如何更准确地识别和预测个体发展成近视或高度近视的风险，以便提供更有效的预防和治疗策略。

3. 表观遗传调控

表观遗传学研究是评估近视的新领域。通过研究环境因素对基因表达的影响，可了解外界环境如何与遗传基因相互作用，进而影响近视的发生和发展。

关于近视的遗传研究以家族、双生子和种族研究最为常见。对近亲结婚家庭的研究发现，其近视的发病率明显高于普通人群。例如，一对近亲结婚的夫妇，他们的子女患近视的风险比一般人高出 3 ～ 4 倍。单纯性近视有明显的家族聚集现象，调查中发现父母均为近视者，孩子的近视发生概率明显高于父母只有一人近视者；而父母双亲均不近视者，孩子近视发生概率最低。具体来说，若父母双方均为高度近视（屈光度 ≤ -6.00 D)，孩子患近视的风险可达到 60% 以上；若父母只有一方高度近视，孩子患近视的风险为 30% 左右。对双生子的研究发现，同卵双生子的近视相关性更高，而异卵双生子的近视相关性较低，这表明近视可能受遗传因素的影响；但是随着近视程度的增加，同卵双生子近视程度的一致性会有所下降，说明环境也参与近视的发生与发展。不同种族近视发生率也不同，黄种人近视发生率最高，其次是白种人，黑种人近视发生率最低。即使在同一环境下，不同种族近视发生率仍有明显差异，这提示遗传因素是种族近视差异的主要原因。

目前可以肯定的是，近视的主要危险因素是遗传，但由多基因导致的近视非常容易受环境的影响，表观遗传调控更是在环境的作用下可导致遗传表观修饰变化，从而影响近视的发生和发展。如目前已有研究发现低体重儿、早产儿及其相应的护理不足是诱发近视发生的一个重要因素。

第二节 网课（电子产品）会导致孩子近视吗？

经常会听到家长抱怨，孩子近视都是这几年天天上网课导致的。那么上网课真的会导致孩子近视吗？其实上网课本身不会导致孩子近视，但长时间近距离看电子屏幕对孩子的视力影响是存在的。

儿童青少年处于眼球和屈光系统发育的敏感期，目前已证实不良的近距离用眼习惯是近视的危险因素之一。

长时间盯着电子屏幕容易导致数字视疲劳（digital eye strain，DES），特别是在新型冠状病毒（COVID-19）流行的 3 年期间，数字视疲劳在儿童中发病率高达 50% ～ 60%。数字视疲劳的症状包括眼干、眼涩、异物感、流泪、畏光、视物模糊、头痛，以及内斜、视力异常，可影响儿童青少年的日常生活和学习，进而影响孩子的视力。因此，在上网课时，孩子应该每隔一段时间休息一下眼睛，远离电子屏幕。根据《学龄期儿童青少年电子屏幕用眼健康管理专家指导意见》，建议学龄期儿童青少年近距离使用电子屏幕每周不宜超过 4 小时。遵循"20-20-20"原则，近距离使用电子屏幕每次不宜超过 20 分钟，每使用 20 分钟后应休息并眺望 6 米 (20 英尺) 以上距离 20 秒，但专家建议 5 分钟或更长时间的休息和远眺对缓解数字视疲劳更有效。

不良的用眼习惯也是导致近视和视疲劳的重要因素之一。有文献报道，每天使用智能手机和电脑超过 1 小时与裸眼视力下降及近视密切相关。离焦理论认为，人眼在看近时更容易在周边视网膜形成远视性离焦。处于眼球生长发育敏感期的儿童青少年，长期周边视网膜远视性离焦可诱导眼轴延长，从而促进近视的发生发展。人眼在长时间近距离用眼时，睫状肌必须持续收缩，才能动用足够的调节和集合功能来维持近距离清晰的视力。同时在近距离专注用眼时，瞬目频率减少，泪液蒸发快，干眼加重，导致数字视疲劳加重。在屈光不正未矫正的情况下近距离观看电子屏幕，会导致儿童青少年眼睛集合和调节失衡，从而出现视疲劳和／或斜视。另外，使用电子屏幕时长时间的头位偏斜、低头等不良姿势也可能导致脊柱侧弯和"短脖颈"综合征等运动系统疾病。

周边环境及屏幕的亮度和对比度也会对视力造成影响。研究表明，在低照度的光环境下，人眼调节系统在缺乏足够视觉刺激时，屈光状态趋于近视，而持续的近距离用眼可导致屈光度进一步向近视漂移，不仅易引起数字视疲劳，也容易导致轴性近视的发生和发展。目前建议儿童青少年使用电子屏幕的环境照度＞ 300 lx，应尽可能达到500 lx，夜间环境光色温不宜超过 4000 K。在照度充足的光环境下，普通电子显示屏幕往往因表面光滑，易产生镜面反射而引起眩光，不过近年来，"类纸"显示屏的出现，可在几乎不影响屏幕显示分辨率的前提下，减少或避免该类眩光。

因此，上网课并不是导致孩子近视的直接因素，只要我们做到端正坐姿进行读写和近距离用眼后充分远眺，并尽可能在网课后进行户外活动，让孩子的眼睛得到充分的休息和放松，就可以有效地预防近视和数字视疲劳等问题的发生。

👁 第三节 经常宅在家里也和近视有关吗？

随着信息技术的日新月异，我们的生活已经离不开各种电子设备。手机、电脑、平板、电视等设备为我们的生活带来了极大的便利，但同时也带来了一些健康问题，其中最常见的就是近视。许多人认为，只有长时间看电子屏幕、看书、写字才会导致近视，那么，经常宅在家里也和近视有关吗？

是的，经常宅在家里是导致近视发生、发展的原因之一。宅在家里，所观之处全是近距离用眼，宅在家里的儿童青少年大多是在写字、阅读、观看电子屏幕，或者拼积木等，经常宅在家里，意味着长时间近距离用眼，而长时间近距离用眼是导致近视的重要因素之一。

此外，宅在家里导致儿童青少年缺少足够的户外活动，而有效的户外活动和强光暴露是预防近视的重要手段。根据专家的建议，每天应该有 2 ~ 3 小时的户外活动时间，最佳的户外活动时间则是在早晨和傍晚有阳光的时候（照度 > 3000 lx）。早晚阳光较正午弱，可避免强光对眼睛、皮肤的伤害，早晨的户外活动可以帮助孩子开始新的一天，提高他们的精神状态和学习效率。傍晚的户外活动则可以帮助孩子放松身心，缓解一天的学习压力。

因此，如果孩子喜欢宅在家里，请鼓励并积极带领孩子去户外享受大自然吧，户外活动不仅有助于身心健康，缓解工作和学习带来的压力，更有助于亲子关系和睦，何乐而不为呢？

第四节　孩子经常看书忘记时间，真的好吗？

孩子喜欢看书是好事，经常看书忘记时间，说明孩子对阅读有浓厚的兴趣。阅读能够开阔孩子的视野，丰富他们的知识，提高他们的理解能力和思考能力。然而，长时间近距离阅读可能是导致孩子近视的根源，也是孩子发生干眼视疲劳的一大诱因。

大量研究证明，儿童青少年近视发生、发展最相关的因素是过近距离用眼（＜ 20 cm）和单次持续近距离用眼时间过长（＞ 30 分钟）。国际近视研究学会（International Myopia Institute，IMI）根据近距离用眼容易导致近视，提出了以下两种假说：①长时间近距离用眼调节需求增加，可能会刺激眼轴的生长；②黑白印刷的阅读材料是一种高空间频率视觉刺激，可抑制多巴胺分泌，导致眼轴增长。

近距离用眼使睫状肌持续收缩导致睫状肌痉挛，眼的调节能力下降，转换成远距离用眼时晶状体不能及时复原，视网膜处于持续离焦状态；长期视网膜远视性离焦可促使眼轴延长，从而诱发近视。近视发生后，仍长时间近距离用眼，近视者便适应了这种离焦状态，使得周边视网膜成像质量下降，眼球则会启动自身调控系统以补偿远视离焦，进而使眼轴增长，促进近视发展。

研究表明，长时间近距离用眼和视疲劳密切相关。随着近距离用眼时间增加，眼干、眼部不适等症状发生率也越来越高。因为长时间近距离用眼会增加眼部调节功能、双眼集合功能和扫视功能的需求，而且"目不转睛"的用眼时，人眼的瞬目次数减少，泪液蒸发过快，眼睛表面的润滑度下降，可促使干眼的发生；而干眼又会导致视疲劳的加重。

长时间近距离阅读不仅可导致近视，也可能引发与久坐不动相关的健康问题，以及缺乏社交等问题。

因此，可以适当鼓励孩子阅读，但也要注意引导他们合理安排阅读时间，保证充分的休息和运动，多亲近大自然，与同龄人和家长进行户外活动和交流。

🔍 第五节 你注意过孩子写字和阅读的姿势吗？

根据教育部的规定，以及儿童认知发展和生理发育的一般情况，我国的儿童通常在 6 岁左右开始学习写字和阅读。然而，实际情况可能会有所不同，一些孩子可能在这个年龄之前就开始了写字和阅读。在整个生长发育过程中，写字和阅读是孩子们不可避免的学习行为。那么，你认真关注过孩子的写字和阅读姿势吗？不良的写字和阅读姿势可能会带来什么后果呢？

一项关于近视和读写姿势的研究显示，观看距离与眼球的屈光度、近点、视觉角度及垂直注视角度有着密切的关系。不良的坐姿，特别是颈部弯曲度下降（过度低头）与视力下降有着显著的相关性。在长时间的学习过程中，孩子们可能会采取他们觉得舒适的各种姿势，如躺着、趴着、仰着进行读写，这种不良的读写姿势会导致读写距离过近，小于 30 cm 甚至 20 cm，持续近距离阅读可能会导致近视的发生和发展。此外，如果经常采取不当的读写姿势，还可能引发双眼屈光度数不一致（屈光参差）、斜视和散光。

正确的读写姿势通常要求"头正、腰挺、背直"，并保持"三个一"，即胸离桌缘一拳（约 10 cm）、眼离书本一尺（约 33 cm）、手离笔尖一寸（约 3 cm）。老师有责任向学生普及正确的坐姿知识，而家长则要起到提醒和监督的作用。在保证良好的读写姿势的同时，也要注意提醒孩子不要在躺着、走路或摇晃的状态下看书、读报，同时避免在昏暗或刺眼的灯光下进行学习、阅读和书写。

综上所述，正确的读写姿势对于保护孩子的视力和促进其健康发育至关重要。家长和教师应共同努力，引导孩子养成良好的读写习惯，从而为他们的未来发展打下坚实的基础。

第六节　家里的灯光、学习环境，你关注过吗？

随着对近视认知的逐渐深入，人们已经意识到避免长时间近距离用眼、增加户外活动时间可以防控近视，那么，大家关注过自己家里的光线和孩子的学习环境吗？

大量的临床研究发现，长时间、近距离、低照度环境下用眼是近视发生、发展的高危因素。照度，是用来描述照射到某一表面的光通量的参数，计量单位是勒克斯（Lux 或 lx）。照度是用来衡量光照的强弱和物体表面积被照明的程度的物理量。照度是某光源照射到单位面积上的光通量，即光通量除以面积 (m²) 所得到的值。例如，当物体被光均匀照射时，在 1 m² 上所得的光通量是 1 流明时，它的照度就是 1 lx。一般情况下，室外晴天的照度可达 80 000 ~ 100 000 lx，阴天的照度也有 20 000 lx。日常生活中人类对光线亮度和稳定性的要求比较低，> 100 lx 便能生活自如。但是长时间近距离用眼对光线要求比较高，《中小学校及幼儿园教室照明设计规范》（DB31/T539—2020）推荐中小学和幼儿园教室内的照度应 ≥ 500 lx。

研究表明，照度 > 3000 lx 是近视的保护因素。因此户外活动在近视防控中占有绝对优势。高强度的光照可缩小瞳孔，加深景深，减少模糊，抑制近视的发生、发展。在自然光暴露下，眼球会产生大量多巴胺，多巴胺是视网膜重要的神经递质，激活视网膜细胞的 D_1

受体，抑制近视。因此，室内光源越接近太阳光（全光谱、高强度）越好。

也有研究表明，不适宜的照明会导致视疲劳和其他视觉不适问题。人眼的反应速度在 100 Hz 的高频光环境下比在 50 Hz 的低频光环境下更快。也就是说，生活中低频闪烁光更容易导致视疲劳，进而导致工作中出错（举一个极端的例子：家里的吸顶灯坏了，在不停地闪烁，这是一种低频闪烁，一亮一灭，人几乎无法做任何事情，甚至眼睛都无法睁开）。因此，在选用灯具时，最好选高频闪甚至无频闪的灯，以利于保护眼睛。

如果家里光线昏暗，应借助灯具提高照度，灯具应尽可能使用无频闪全光谱（接近太阳光）的灯，才更有助于保护眼睛，避免近视的发生。

👁 第七节 睡眠对近视有什么影响?

我们先来看一下国家卫生健康委及教育部对婴幼儿和中小学生的睡眠要求。3 个月内的婴儿每天应保证 13 ～ 18 小时的睡眠,4 ～ 11 月龄的婴儿保证 12 ～ 16 小时的睡眠,1 ～ 2 岁的幼儿保证 11 ～ 14 小时的睡眠,3 ～ 5 岁的幼儿保证 10 ～ 13 小时的睡眠。从 3 ～ 5 月龄起,儿童睡眠逐渐规律,宜固定就寝时间,一般不晚于 21 点,也不提倡过早上床。节假日建议保持固定、规律的睡眠作息。小学生、初中生、高中生每天睡眠时间应分别达到 10 小时、9 小时、8 小时。

有研究调查发现,睡眠时间越少,越容易近视。也有研究认为,近视儿童更容易出现睡眠障碍。但没有研究证明到底是近视导致睡眠障碍,还是睡眠不足导致近视,只能说明近视和睡眠不足具有相关性。其相关性研究目前更倾向于光照变化导致昼夜节律紊乱。

昼夜节律是以一天 24 小时为周期的生物节律,即日出而作,日落而息。人类的生物钟遵循昼夜节律,主要由下丘脑视交叉上核(suprachiasmatic nucleus,SCN)直接或间接控制。光照是影响人类昼夜节律的重要因素。SCN 通过接收来自视网膜的信息来感知光线的变化,从而调节人体的昼夜节律。当光线强度增加时,SCN 会抑制褪黑素的产生,从而抑制睡眠。相反,当光线强度降低时,SCN 会增加褪黑素的产生,促进睡眠。有关动物的研究表明,夜间光线变化可改变眼轴和脉络膜厚度的节律，昼夜节律失调可能会导致近视的发生。

随着社会的发展，人类的夜间活动越来越多，有些白天没有完成的任务要在夜间进行，儿童也跟随成人的节奏，中小学生作业负担重（熬夜学习），夜间睡眠时间推迟，光照时间延长，昼夜节律被打破，都有可能会促使近视的发生和发展。

总之，生物钟及昼夜节律对眼球的生长发育发挥着重要的作用，睡眠时间不足可能是发生近视的危险因素之一。早睡早起，契合自然光线的规律，保证充足的睡眠，是防控近视和保护眼睛的积极因素。

第八节 婴幼儿开夜灯睡觉会导致近视吗？

前文我们主要介绍了不遵循昼夜节律可能会促进近视的发生和发展，那么婴幼儿开夜灯，同样是夜间有光照存在，会导致近视吗？

1996 年有一项研究指出，人类的眼睑光透过率为 0.3% 的蓝光，0.3% 的绿光和 5.6% 的红光，所以眼睑相当于红色滤片（我们自己也可试验一下，闭眼看向光线强的地方，眼前一片红色），这一研究提示闭眼并不能阻挡全部的光线进入眼内，也就是说，即使闭眼睡觉了，光线同样可以照到视网膜上，也可导致昼夜节律的紊乱，这是促进近视发生、发展的诱因。

一篇 1999 年发表于 *Nature* 的关于调查 2 ~ 16 岁儿童的文章认为，2 岁以前关灯睡觉的幼儿只有 10% 长大后近视；而开夜灯睡觉的幼儿则有 55% 长大后近视。但之后再无研究能证实这一结论，甚至有学者认为，给婴幼儿开夜灯睡觉的父母均为近视眼，暗适应差，开夜灯方便照顾婴幼儿，故婴幼儿长大后近视可能是遗传。

总之，婴幼儿夜间睡眠要尽量避免光污染，除了要关灯，还要使用遮光窗帘，避免昼夜节律紊乱。为了方便照顾宝宝，家长可以在需要夜灯的时候打开，不需要时关闭（比如感应小夜灯），以保证宝宝良好的睡眠和生物钟的稳定。

🔍 第九节　挑食会导致近视吗?

近视与营养的关系一直以来都是医学和科学研究的重要领域。早期有研究认为，营养不良可导致近视的发生，但流行病调查显示，在食物匮乏的非洲地区，近视的发病率最低。

随着时代的发展，人类饮食文化也在不断发展和变化。食物的多元化，各种微量元素及蛋白质摄入的增加，为我们的生活带来了丰富的色彩和营养。然而近视的发生率却在逐步上升。研究显示，饮食过于精细，偏食、挑食的儿童青少年近视患病率相对较高。

👁 1. 摄入过多糖分

多项研究证明，过量摄入糖分可能会促进近视的发生和发展。在《美国眼科学会杂志》上发表的一项研究发现，喂食高糖食物的实验鼠比正常喂食的实验鼠更容易出现近视。目前大多数学者认为，过量摄入糖分，会使体内血糖升高、血液内胰岛素增加，大量糖分经体内代谢后，会产生大量酸性代谢产物，酸性代谢产物会促使血钙含量减少，使眼外肌兴奋性增强，睫状肌痉挛，眼球韧性下降，眼轴更易增长，促使近视的形成。

👁 2. 摄入过多的高饱和脂肪酸和胆固醇

含高饱和脂肪酸和胆固醇的食物有烘焙食物、快餐食物（炸鸡薯条、汉堡包、热狗)、椰子油、棕榈油、全脂奶制品、动物肉等。饮食中摄入过多饱和脂肪酸和胆固醇的儿童眼轴更长，提示高饱和脂肪酸和胆固醇可能是近视的诱因。

3. 饮食中缺乏维生素 A、维生素 C 和维生素 E 等抗氧化物质

维生素 A、维生素 C 和维生素 E 等抗氧化物质可以帮助眼睛免受自由基的损害，而过量的自由基被认为可能与近视的发展有关。以下是常见的富含维生素 A、维生素 C、维生素 E 的食物。维生素 A：胡萝卜、红薯、南瓜、菠菜、杧果、杏、甜瓜、番茄、鳕鱼肝油等。维生素 C：柑橘类水果(如橙子、柚子、柠檬)、草莓、猕猴桃、菠菜、西蓝花、辣椒、番茄等。维生素 E：坚果和种子(如杏仁、核桃、葵花籽)、菠菜、绿叶蔬菜(如芥蓝、油菜)、全麦面包、糙米等。

4. 饮食中缺乏 ω-3 脂肪酸

ω-3 脂肪酸可保护视网膜免受炎症和氧化应激的损害。富含 ω-3 脂肪酸的食物有深海鱼、坚果和种子、亚麻籽油、胡桃油、大豆油、鸡蛋黄、海带、紫菜、贻贝等。

近视的影响因素繁杂，不能肯定某一因素一定会导致近视，但我们已知一些饮食习惯和营养素摄入可能与近视的发生、发展相关。因此，避免挑食，保持健康的饮食习惯，减少糖分、饱和脂肪酸和胆固醇摄入，摄入足量的维生素类、ω-3 脂肪酸和其他对眼睛健康有益的营养素，是预防近视的一个重要策略。

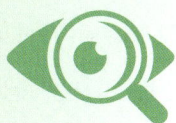

第五章

近视的矫正

　　对于确诊为近视并出现相关症状的学龄儿童，无论其近视度数高低，都需要进行矫正。这是因为未经矫正的近视可能会对儿童的视觉发展造成不良影响，进而影响其学习和生活。在近视矫正的方法中，最常见的是配戴框架眼镜，除了框架眼镜，角膜接触镜（俗称隐形眼镜）也是一种常见的矫正手段，包括软性隐形眼镜和硬性隐形眼镜（角膜塑形镜）。屈光手术是另一种选择，它可以直接改变眼球的屈光状态，从而达到矫正视力的目的。

　　对于学龄儿童，一旦确诊为近视，应立即进行矫正。每种近视矫正手段都有其优点和缺点，因此，选择最合适的近视矫正方法是一个复杂的决策过程，需要根据每个人的具体情况进行评估。专业眼科医生会根据患者的年龄、生活方式、眼睛的健康状况及近视的程度，为患者推荐最适合的矫正方法。

👁 第一节　近视度数可以降低吗？近视可以被治愈吗？

近视一旦形成，其度数通常无法降低，也无法被完全治愈。这主要是因为近视的形成与眼球的结构和发育有关。具体来说，长期近距离用眼或眼球发育异常可导致眼轴长度和角膜曲率改变，这是导致近视的主要原因。

如果我们把眼球比喻成一个气球，那么当气球被吹大后，只有内容物流失才能使气球缩小。然而，在正常情况下，眼球的内容物是无法流失的。因此，眼轴的长度一旦增加，就无法回缩；同样，角膜曲率的半径也无法恢复原状。这就是近视度数一般无法降低的原因。

对于一般的近视患者，他们通常会选择配戴框架眼镜来提高视力。但是，戴上眼镜后仅仅是视力比之前好，并不意味着近视已经被治愈。实际上，近视患者的眼内成像是位于视网膜之前的，而正常视力者的眼内成像则位于视网膜上。戴眼镜的原理是利用凹透镜的折射作用，改变眼内成像的位置，使得光线发散，延迟光线的聚集，从而使原本位于视网膜前的成像位置向后移动到视网膜上，这样就能提高视力。

尽管戴上眼镜后视力得到了提高，视物也变得更清晰，但这并没有改变近视患者眼球的屈光状态，也不代表近视已经被治愈。

为了更好地理解这一点，我们可以举一个简单的例子：假设一个人的左腿受伤，只依靠右腿是无法正常行走的。在这种情况下，他可能需要借助拐杖来代替左腿的功能。但即使有拐杖的帮助，左腿的伤势并没有得到治愈，离开拐杖后他仍然无法正常行走。同样的道理，对于近视患者来说，眼镜就像是一根"拐杖"，可以帮助他们提高视力，看得更清楚。但是，一旦摘掉眼镜，凹透镜的折射作用就会消失，成像位置仍然会回到视网膜前，裸眼视力仍然没有改变。

因此，从目前的临床治疗水平来看，近视是无法被完全治愈的。我们只能采取一些措施来预防近视进一步加重或尝试减缓近视度数的发展。

🔍 第二节　孩子还小，近视度数也比较低，可以先不戴眼镜吗？

很多家长在面对孩子的视力问题时，常常存在一个误区，即认为孩子年龄小、近视度数低就不需要戴眼镜。他们担心孩子一旦开始戴眼镜，就会变得越来越依赖，最终无法摆脱眼镜的束缚。然而，这种担忧实际上是对近视及其矫正方法的误解。

首先，家长如果注意到孩子在观看物体时出现了模糊不清的情况，应立即采取行动，带孩子前往医院进行专业的视力检查。医生会通过散瞳验光等手段，帮助区分"真性近视"与"假性近视"。所谓的"假性近视"，其实是由于长时间近距离用眼导致眼内睫状肌过度收缩，焦点位置难以自然调整，从而影响成像清晰度。在这种情况下，使用特定的药物使睫状肌放松，可以有效缓解"假性近视"的症状。

而"真性近视"是由于眼轴的增长，导致原本应该落在视网膜上的成像向前移动，使得观看远处物体时出现模糊。这种情况下，即使使用睫状肌麻痹药物，也无法消除视物模糊现象。对于"真性近视"，配戴合适的眼镜是矫正视力的有效方法。如果孩子因为眼轴增长而出现近视，不及时配戴眼镜，眼睛和大脑会尝试通过自我调节机制来改善视物模糊，如眯眼、歪头或动用眼部肌肉等。长期如此，不仅会导致眼睛疲劳、疼痛，还可能加剧近视程度。更为严重的是，如果孩子的两只眼睛视力差异较大，且没有得到适当的矫正，长时间的不平衡用眼可能会导致双眼融像功能受损，进而引发弱视或斜视等问题。

因此，对于经过专业检查确诊为近视的学龄儿童，无论近视度数高低，都应及时进行矫正。配戴眼镜不仅可以让孩子的视觉更加清晰，还能促进其视力和视功能的健康发展。家长应该摒弃对眼镜的误解，正确认识及时矫正近视对孩子视力健康的重要性。

第三节　戴眼镜后近视度数越来越高，是眼镜惹的祸吗？

"戴眼镜会导致近视度数增加"是部分家长抵触孩子戴眼镜的常见想法，但其实这种想法是错误的。

首先，近视度数增加与遗传因素、环境因素、个人用眼习惯和眼球发育密切相关，而度数合适且质量合格的眼镜不但不会导致近视度数增加，还会有效地减缓近视的发展。

戴眼镜后近视度数的增加主要有以下几点原因。

1. 眼球发育

眼球随着身体的发育而逐渐变化，眼轴的增长会导致近视度数增加。

2. 不注意用眼习惯的改变

近视患者戴眼镜后，用眼习惯仍未改变，长时间近距离用眼导致眼内成像不位于视网膜上，眼睛的自我调节机制受影响。

3. 验光或配镜度数不准确

近视患者配戴度数不准确的眼镜，尤其是偏高度数的眼镜会导致近视度数增加。

4. 遗传因素

近视度数的增加可能是近视相关基因引起的，自从 1990 年第一个近视基因 *MYP1* 被发现后，至今已有上百个基因被研究发现与近视有关。这些基因分别影响着眼睛的各部分结构，如角膜、虹膜、晶状体、睫状肌、视网膜等。除近视基因外，还有近视易感基因、突变基因，都会导致眼睛结构改变、近视度数增加。

5. 其他眼部疾病导致的近视

角膜异常、晶状体异常或视网膜病变均可表现为近视，如果没有及早发现眼部疾病，只通过配戴眼镜来矫正近视，会延误病情，增加近视度数。

6. 眼镜质量不合格

质量不合格的眼镜会改变光线折射路径，导致度数不准确，加快近视的发展。

总之，儿童时期出现的近视，随着年龄增长必然会加重，近视发展期间会受到多种因素影响，度数合适且质量合格的眼镜不但不会导致近视度数增加，还会有效地减缓近视的发展。

🔍 第四节　近视配镜度数比真实度数低一些对吗？

在为孩子选择近视眼镜时，一些家长可能会认为，选择比实际度数略低的眼镜可以减缓近视度数的增长。这种观点可能还受到了低度数眼镜通常更薄、外观更美观的影响。然而，选择近视眼镜的度数并不是一个简单的过程，需要遵循一定的原则，因为并非在所有情况下，患者都适合配戴较低度数的镜片。

在选择近视眼镜时，一般推荐选择能够提供良好视力的最低度数的镜片。例如，如果患者在配戴屈光度 -2.00 D 和 -1.50 D 的镜片后都能达到 1.0 的视力，那么建议患者选择屈光度 -1.50 D 的镜片。这是因为较低的近视镜片度数不容易使眼睛感到疲劳，有助于患者更舒适地使用眼睛。但是，选择较低度数近视眼镜的前提是，配戴眼镜后能够获得良好的视力，一般来说，戴镜视力达到 0.8 或 1.0 是最为理想的。

如果患者在配戴较低度数的近视眼镜后，戴镜视力不佳，那么在看远处物体时，凹透镜的发散作用不足以满足眼睛的需要，成像的焦点仍然位于视网膜之前，就会导致患者无法清晰地看到远处的物体。这种情况会导致眼睛处于不稳定的调节状态，可能会加速近视的进展，引发视疲劳和双眼视功能异常。特别是对于患有间歇性外斜视的孩子，他们的近视需要进行足额矫正，以防止斜视的进一步发展。

总之，选择比真实度数略低的近视眼镜的前提是，配戴眼镜后能够获得良好的戴镜视力，并且没有斜视。否则，不仅不能减缓近视的进展，反而可能会加快近视的发展或者加重斜视的情况。所以，选择近视眼镜的度数，需要根据患者的具体情况，由专业的眼科医生进行评估和指导。

🔍 第五节　验光前的散瞳真的有必要吗?

部分患者或家长在验光前不愿意散瞳,认为散瞳后会出现看东西更模糊、畏光,或对眼睛有危害,但其实这种想法是错误的,儿童青少年和部分特殊患者在验光前散瞳是必要步骤。

"散瞳"的专业术语叫作睫状肌麻痹,在验光之前使用睫状肌麻痹药物使眼内的睫状肌得到充分麻痹,消除睫状肌收缩引起的调节作用,才能知晓眼睛真正的屈光状态。散瞳验光的目的不是散大瞳孔,而是麻痹睫状肌,只是目前的睫状肌麻痹药物在麻痹睫状肌的同时会引起瞳孔散大,所以俗称"散瞳验光"。

儿童青少年的睫状肌调节能力很强,而睫状肌的调节作用可以使晶状体变凸,容易形成"假性近视"。如果不进行散瞳验光,无法消除睫状肌的调节作用对验光结果的影响,也无法知晓眼睛真正的屈光状态,难以区分"假性近视"与"真性近视",配镜时往往会导致度数偏差。因此,对于儿童青少年,或伴有共同性内斜视的患者,应进行散瞳验光以获得真实的近视度数,在戴镜复查时,也应根据需要再次进行散瞳验光。散大瞳孔后有利于更直观地检查眼底情况,排除眼睛器质性病变。

睫状肌麻痹药物根据作用时间不同可分为快速和慢速散瞳药物两种。快速散瞳药物常见的有复方托吡卡胺滴眼液和 1% 盐酸环喷托酯滴眼液,慢速散瞳药物常见的是 1% 阿托品眼用凝胶,不同的药物有不同的适应证和使用方法。

复方托吡卡胺滴眼液主要适用于近视和不伴有斜弱视的中低度远视患者，5 分钟用药 1 次，第 4 次后 20 分钟可进行验光，瞳孔和睫状肌调节能力一般 6 ～ 8 小时可以恢复正常。

1% 盐酸环喷托酯滴眼液主要适用于不伴内斜视的中高度远视、近视及散光，5 ～ 10 分钟用药 1 次，第 3 次后 30 分钟可进行验光，瞳孔和睫状肌调节能力一般 24 ～ 36 小时可以恢复正常，该药物睫状肌麻痹作用强、恢复时间较阿托品眼用凝胶快，因此应用范围逐渐扩大。

1% 阿托品眼用凝胶主要适用于伴有内斜视或年龄较小的儿童，每天用药 3 次，使用 3 天后可进行验光，瞳孔和睫状肌调节能力一般 20 天左右可以恢复正常。

需使用睫状肌麻痹药物后进行验光的患者包括：12 岁以下儿童、第一次配镜患者、中高度远视患者、伴有内斜视患者、复杂屈光不正患者、长时间近距离工作并高强度用眼者、诊断性验光等。

不需要或不适用睫状肌麻痹药物的患者包括：40 岁以上患者一般不需要散瞳验光；怀疑或确诊青光眼的患者，检查时发现前房浅、眼压高的患者应避免使用该类药物；对散瞳药物有过敏反应的患者应立即停止使用散瞳药物；先天性心脏病、颅脑外伤、癫痫病史、痉挛性麻痹、唐氏综合征等患者禁用散瞳药物。

📍 第六节　散瞳对眼睛有危害吗？

在医学领域，散瞳药物的使用是一种常见的眼科治疗方法。这些药物主要作用于眼睛的睫状肌，散瞳药物的主要目的是放松睫状肌，使眼睛处于休息状态。这对于缓解眼部疲劳、预防近视等具有一定的益处。特别是部分低浓度的散瞳药物，它们还可以在一定程度上延缓近视的发展。

然而，在使用这些药物时，患者可能会出现一些暂时性的不良反应，但这些不良反应通常不会对眼睛造成长期损害。通常情况下，散瞳药物的不良反应包括畏光和视物模糊等。这些不良反应的出现是因为药物使瞳孔扩大，导致眼睛对光线的敏感度增加，以及视力暂时降低。在这种情况下，患者需要在强光环境下采取措施，如戴遮光眼镜或使用遮阳伞，以减少光线对眼睛的刺激。

值得注意的是，这些不良反应通常是暂时性的，随着时间的推移，瞳孔和眼睛的调节能力会逐渐恢复。恢复的时间因个体差异和药物的作用时间而异，但总体来说，这些不良反应不会对眼睛造成永久性损害。

在使用散瞳药物时，医生会根据患者的具体情况进行评估，权衡利弊，确保患者没有使用禁忌证。只有在医生的指导和监督下，才能确保散瞳药物的安全使用。因此，患者在使用散瞳药物时，必须遵循医生的建议，不可擅自使用。

　　总之，在医生的指导和监督下进行散瞳，一般不会对眼睛造成伤害。散瞳期间，患者可能会出现畏光、看近模糊等症状，可通过戴遮阳帽、减少近距离用眼进行缓解。待散瞳药物代谢后，畏光、看近模糊的症状便可消失。

🔍 第七节　散瞳期间应该注意什么？

在使用散瞳药物，尤其是 1% 阿托品眼用凝胶时，应注意药物的正确使用方法。首先，用药后应按压双眼内眼角偏下方（泪囊区）5 ～ 10 分钟，避免药物经过鼻泪管扩散至其他部位，减少药物的全身吸收，减少不良反应发生的概率。其次，散瞳后一般会出现轻度的颜面潮红、低热、口渴，可适量多饮水促进药物代谢，但高热、头痛、恶心、兴奋、幻视等不良反应一旦出现，应立即停药并咨询医生。最后，用药后会出现一定时间的瞳孔散大和调节麻痹，视物模糊、畏光属正常现象。

由于瞳孔散大后会出现视物模糊和畏光的情况，患者使用散瞳药物后，家长应注意以下几点。

👁 1. 注意对儿童的看护

视物模糊会限制儿童的行动能力和对危险的判断能力，容易发生误伤，因此家长应更加注意对儿童的保护。

👁 2. 注意避免强光刺激

瞳孔变大导致进入眼内的光线增多，长期处在强光环境下会损伤眼内结构，因此散瞳后应避免强光刺激，可以选择配戴墨镜、戴遮阳帽的方式减少光线进入眼内。

3. 减少近距离用眼和精细作业

使用散瞳药物后睫状肌的调节能力消失，应尽量减少或避免近距离用眼和精细作业。

4. 观察患者使用药物后有无眼压变化

眼压正常范围是 10 ~ 21 mmHg，患者用药后如出现眼部不适、胀痛、头痛，建议到医院检测眼压是否在正常范围内。如果眼压高于正常值，应立即停止用药。

🔍 第八节　电脑验光单和配镜处方有什么区别？

电脑验光是一种客观验光方法，它采用了红外线光源和自动雾视装置来达到放松和调节眼球的目的。通过光电技术和自动控制技术，电脑验光能够检查眼睛的屈光度，并将结果自动打印出来。这些结果不需要进行换算，为矫正镜片提供了较为准确的屈光度数和瞳距。

然而，需要注意的是，电脑验光测量的结果只能作为验光的初始数据。视光医生在获得初始数据后，需要进行更加精准的主觉验光。主觉验光是通过一系列的测试和观察，结合患者的主观感受来确定眼睛的屈光状态。主觉验光单数据包括双眼的验光度数和双眼的矫正视力。

最终，眼科医生会综合主觉验光单和患者的眼位情况，来确定合适的度数和最佳的矫正视力，从而确定最终的配镜处方。因此，验光单和配镜处方并不完全一致，有时甚至可能存在较大的差异。

家长在给孩子配镜时，切勿仅仅依赖验光单去眼镜店进行配镜。特别是对于有斜视和弱视等特殊情况的儿童，如果仅凭验光单进行配镜，可能会导致病情延误或加重。

综上所述，电脑验光作为一种客观验光方法，虽然能够提供初步的屈光度数和瞳孔间距离，但最终的配镜处方需要经过视光医生的专业判断和主觉验光的进一步确认。家长在给孩子配镜时，应该咨询专业的眼科医生，以确保孩子能够得到最准确的配镜结果。

第九节 什么是角膜塑形镜（OK 镜）？

　　角膜塑形镜是一种专门用于改变角膜几何形态以提高视力的硬性透氧性角膜接触镜（RGP），也被称为"OK 镜"。这种特殊设计的镜片用于直接配戴在角膜表面，其外表面与睑结膜接触，而内表面则与角膜接触。值得注意的是，角膜塑形镜的内外表面形态是不同的。

　　角膜塑形镜的外表面设计相对简单，而内表面则较为复杂，由多个弧段组成，这些弧段并不完全与角膜表面吻合。这种特殊设计使得镜片的内表面与角膜之间形成一定的间隙，从而产生物理压力，改变角膜的形态。具体来说，这种压力会使角膜中央部变薄，中周部变厚，形成一个类似凹透镜的结构。这种形态的改变暂时调整了眼睛的屈光度，从而提高了视力。

　　由于角膜具有一定的弹性，当摘下角膜塑形镜后，角膜的压力会逐渐解除，角膜会逐渐恢复到原本的形态。即使摘下角膜塑形镜，一段时间内也能保持清晰的视力，但随着时间的推移，视力会逐渐恢复到原来的状态。因此，角膜塑形镜通常在夜间戴，白天摘除，这样既能有效提高视力，又能避免配戴框架眼镜可能带来的视野受阻、眼镜损坏、运动不便和影响美观等问题。

　　在角膜塑形镜的验配过程中，最常见的检查是角膜地形图。角膜地形图可帮助医生了解患者的角膜形态和散光情况，评估是否存在角膜形状的异常（如角膜不规则或者圆锥角膜等），从而判断患者是否适合配戴角膜塑形镜。在配戴角膜塑形镜后，角膜地形图可以用来评估镜片适配效果和配戴后角膜发生的变化。后期还可以通过角膜地形图检测近视防控的效果。

根据《角膜塑形镜验配流程专家共识（2024）》，配戴角膜塑形镜需要满足一定的条件。首先，患者应为近视伴或不伴规则散光，且近视和散光屈光度范围应在国家药品监督管理局注册适用范围之内，顺规性散光更为合适。其次，环境条件、卫生条件和工作条件应能满足角膜塑形镜的配戴要求。最后，患者应能理解角膜塑形镜的作用机制和实际效果，具有良好的依从性，并能及时、定期按要求前往医疗机构就诊。

研究表明，配戴角膜塑形镜可以有效控制儿童和青少年近视度数的快速增加，是目前控制儿童和青少年近视度数进展的有效方法之一。然而，需要注意的是，配戴角膜塑形镜并不能彻底治愈近视。它只是暂时改变了角膜的形态，并没有改变患者的眼轴和视网膜形态。此外，角膜的形态改变是可逆的，也就是说，配戴角膜塑形镜并没有从根本上治愈近视。

第十节 哪些人不推荐配戴角膜塑形镜?

角膜塑形镜验配的黄金期是 8 ~ 16 岁。8 岁以上儿童认知力和自我约束力逐渐增强,这个时期是孩子养成良好依从性的重要阶段,此阶段儿童容易出现近视,且近视的增长速度快,但一般未超过400度,适合采用角膜塑形镜进行近视矫正。

但是并不是每个 8 ~ 16 岁的儿童都适合配戴角膜塑形镜。根据《角膜塑形镜验配流程专家共识(2024)》,以下为配戴角膜塑形镜的禁忌证。

1)年龄小于 8 岁。

2)角膜异常:如角膜上皮病变、活动性角膜炎(包括感染性与非感染性)、圆锥角膜等。

3)角膜内皮细胞密度少于 2000 个 /mm^2。

4)其他眼部疾病:如泪囊炎、眼睑疾病或眼睑异常、中重度干眼、严重过敏性结膜炎、葡萄膜炎、青光眼、眼球发育不良,以及影响镜片配戴的角膜手术史、外伤史等。

5)有接触镜或接触镜护理液过敏史。

6)妊娠期和哺乳期。

7)免疫功能异常或患有疾病(如急性鼻窦炎、糖尿病、唐氏综合征、自身免疫性疾病、精神类疾病等)对角膜塑形镜配戴有影响者。

8）验配人员判定可能影响角膜塑形镜配戴的其他情形。

如果患者属于禁忌人群，但又有特殊戴镜需求，必须由经验丰富的验配人员酌情综合考虑，经与患者或未成年患者监护人充分沟通，签署知情同意书后方可配镜，并加强对患者眼部安全的监控。

🔍 第十一节 为什么不同人戴角膜塑形镜的效果有差异呢？

戴角膜塑形镜是许多近视患者用来控制近视进一步加重的一种方法。然而，不同的患者在使用这种镜片后，其近视的控制效果可能会有所不同。这种差异的产生并不是偶然的，而是由多种因素共同作用的结果。以下是影响配戴角膜塑形镜效果的一些关键因素。

👁 1. 年龄因素

在人体的生长发育过程中，青春期前后是一个特殊的阶段，此时身体发育迅速，眼球的生长速度也相对较快。在这个时期配戴角膜塑形镜的孩子，由于眼球生长速度快，可能需要更频繁地调整镜片，因此其近视控制效果可能不如其他年龄段的孩子。

👁 2. 近视度数

近视的度数是影响角膜塑形镜控制效果的一个重要因素。据文献报道，角膜塑形镜对中度近视儿童近视增长控制效果优于低度近视和高度近视。对于高度近视的儿童，角膜塑形镜无法矫正全部的近视，需白天配戴框架眼镜（未完全矫正的度数）才能达到控制近视增长的效果。

👁 3. 环境因素

除了生理因素外，患者的日常生活习惯也会对配戴效果产生影响。例如，长时间近距离用眼，如阅读、写作或使用电子产品，都可能加重眼睛的负担，影响角膜塑形镜的效果。相反，适当的户外活动可以缓解眼睛的疲劳，有助于提高配戴效果。此外，患者是否按照医嘱正确配戴和护理镜片，也是决定效果好坏的关键。

👁 4. 泪液因素

泪液在角膜塑形镜的使用中扮演了重要角色。泪液不仅为眼睛提供滋润，还帮助角膜塑形镜在夜间重塑角膜的形状。如果患者泪液分泌不足，可能会减弱角膜塑形镜对角膜的塑形能力，从而影响控制近视的效果。

👁 5. 遗传因素

遗传是影响近视发展的另一个不可忽视的因素。如果孩子的父母都是高度近视，那么孩子自身近视发展的风险也会增加。这种情况下，即使使用了角膜塑形镜，也可能难以达到理想的控制效果。

综上所述，虽然角膜塑形镜是一种有效的近视控制方法，但其效果会受到年龄、近视度数、环境、泪液和遗传等多种因素的影响。因此，患者在选择和使用角膜塑形镜时，应充分考虑这些因素，并在医生的建议下制订合适的治疗计划。

🔍 第十二节 近视伴有散光可以配戴角膜塑形镜吗?

对于近视患者来说,如果伴随有散光,可以选择配戴角膜塑形镜来矫正视力。但是,需要注意的是,这种镜片对散光的度数有一定的限制。具体来说,散光的度数通常不应该超过 4.00 D。这是因为,当散光度数过高时,角膜塑形镜可能无法完全矫正视力,从而影响配戴者的视觉体验。

另外,顺规性散光指的是散光轴位在 180°或接近 180°的散光。对于这种类型的散光,配戴角膜塑形镜的效果会更加明显。这是因为,顺规性散光的矫正相对容易,而角膜塑形镜的设计也是为了更好地适应这种类型的散光。

随着近视防控研究的逐渐深入,角膜塑形镜也在不断改进更新中。目前,角膜塑形镜可适用于大多数患者,但是如果散光不规则,且可疑圆锥角膜的儿童要谨慎配戴。所以并不是每个人都适合配戴角膜塑形镜,在决定是否使用这种镜片之前,患者必须接受眼科医生的专业检查。这是因为,只有经过专业的检查,才能确定一个人的眼睛是否适合配戴角膜塑形镜,以及需要多高度数的镜片。

因此,如果考虑配戴角膜塑形镜来矫正视力,应该首先咨询眼科医生。他们会进行一系列的检查,以确定这种镜片是否合适,以及需要的镜片度数。这样,就可以确保视力得到最佳的矫正,同时避免可能的不适。

🔍 第十三节　感冒期间是否需要停戴角膜塑形镜？

当我们的身体受到感冒病毒的侵袭时，我们的免疫系统会自然地提高其防御能力，以集中力量对抗这种外来的入侵者。在这种情况下，我们的眼睛，作为身体的一部分，也会受到影响。眼睛的表面有一层被称为泪膜的安全屏障，它的主要功能是保护眼睛不受外界有害物质的侵害，同时维持眼睛表面的湿润度。但当身体的免疫力下降时，这层安全屏障的功能可能会被削弱，从而增加眼睛受到感染的风险。

此外，为了缓解感冒症状，许多人会选择服用一些感冒药。然而，部分感冒药物中可能含有某些成分，这些成分可能会导致眼睛的泪液分泌减少。泪液对于维持眼睛的健康和舒适至关重要，因为它不仅可以帮助清除眼睛中的异物，还可以为眼睛提供必要的营养。因此，当泪液分泌减少时，眼睛可能会变得干燥、不适，甚至出现红眼的症状。

对于配戴角膜塑形镜的人来说，感冒期间可能会面临更多的风险。由于眼睛的泪液分泌减少和眼部的自然防护机制减弱，配戴这种镜片可能会增加眼睛受到刺激或感染的风险，从而导致眼睛干涩、疼痛或红肿。

因此，考虑到上述的各种因素，建议在感冒期间暂时停止使用角膜塑形镜，以减少眼睛的不适和降低眼部感染的风险。当然，如果有任何关于眼睛健康的疑虑，最好咨询眼科医生或专家的意见。

🔍 第十四节 角膜塑形镜配戴后会有后遗症吗？

角膜塑形镜的配戴具有延缓近视进展、视野较框架眼镜大、运动方便、美观等优点，但长期或不规范配戴角膜塑形镜也会对眼睛造成损伤，常见的后果如下。

👁 1. 角膜上皮损伤

角膜最表面的组织称作上皮层，具有很强的再生能力。在配戴角膜塑形镜的过程中，如果摘戴手法错误或镜片设计不合适可能会误伤角膜上皮，导致角膜上皮点状或片状损伤。由于角膜上皮可以再生，轻度的角膜上皮损伤可以不用处理，不适症状也较轻；但较重的角膜上皮损伤会引起异物感和流泪，需要停止配戴角膜塑形镜并使用药物促进角膜修复。

👁 2. 角膜感染

角膜塑形镜接触角膜有引起角膜感染的风险。配戴者摘戴角膜塑形镜不规范、护理依从性差、配戴不合适的角膜塑形镜、不定期复查等都可造成角膜感染，严重的可形成角膜溃疡、角膜穿孔。

👁 3. 泪膜稳定性下降

角膜塑形镜接触角膜会导致泪液分布改变，所以长期配戴角膜塑形镜可导致角膜知觉敏感度减退或泪膜稳定性下降，表现为眼干涩、眼痒、眼异物感、流泪。停戴角膜塑形镜后可恢复正常。

👁 4. 角膜形态改变

长期或不规范配戴角膜塑形镜可能会导致角膜曲率变化，导致不规则散光或视觉质量轻度下降。

因此，配戴角膜塑形镜者应定期到正规眼科医院进行检查，出现眼部不适也应尽快就诊，以免延误病情。

第十五节　视觉训练可以治疗近视吗?

视觉训练应用于控制近视度数增长、弱视、斜视等多个方面,在一些医院和视光机构开展非常广泛。视觉训练在临床上主要用于:功能性视力下降(没有器质性病变的视力低下)、假性近视或者近视前期的视力低下(有的地方也将其归属于功能性视力低下)、视疲劳、弱视、非斜视性阅读障碍、斜视术后康复、白内障及近视手术后的功能康复。但是如何准确应用视觉训练则需要兼顾多个因素。

如何进行视觉训练?应针对不同病因及临床要求进行个性化的训练。这里重点介绍关于近视控制的视觉训练。

出现哪些状况时需要进行训练?视觉训练的原理是什么?

长时间近距离使用眼睛对于非近视和近视患者来说,都会加重视疲劳的程度。这种持续的视疲劳不仅会让人感到不适,还可能对视力造成进一步的损害。长时间近距离用眼,眼睛使用调节功能过久,早期会导致调节痉挛,特别是儿童,由于睫状肌紧张不易放松,会导致远视力降低,造成假性近视的状态。长此下去,又会造成继发性的调节迟滞,远近视力均会受到影响。继续发展,会造成外隐斜,尤其是看近距离目标时,继续加重,则会导致集合功能下降,引起严重的视疲劳、头晕、头痛等症状。大部分儿童上述症状不明显,但是会出现阅读障碍,比如看书速度降低,阅读串行,9与6不分等。

对于这类患者要针对调节、集合功能障碍,制订合适的训练方案。

　　早期以减轻调节痉挛为主，最经济的方式就是放眼户外，极目远眺。如果调节仍然不能放松，则需要用麻痹睫状肌的药物来治疗。达到目的后，进行规律的调节、集合功能的训练，以使眼球能够灵活调节。如果外隐斜明显，表现在看近时为主，此时可以加强集合功能的训练。严重者需要附加三棱镜进行训练，已经近视者要长期配戴眼镜并足矫。

　　另外，有一些近视者长期近距离用眼，没有造成外隐斜，相反导致内隐斜，他们大部分是成年人，多数是由调节不足导致的集合过强所致。患者多会出现比较明显的临床症状，如看东西重影、视物模糊、复视、严重的视疲劳、不能过马路、无法开车等。对于这一类患者视觉训练要慎重，进行不当甚至会加重病情。训练以调节集合功能为主，必要时附加底向外三棱镜进行矫正。

　　应用视觉训练效果最好的情况是：功能性的视力下降、近视前期、低度数的屈光不正但是矫正视力低下、没有器质性的病变、单纯的调节功能障碍或痉挛或迟滞。这些情况下应用视觉训练经常会起到事半功倍的效果。

　　不建议对近视或近视前期的儿童进行过多的电子屏训练，除非视力低下用上述功能性训练不能解决问题，或者合并有明显的弱视、斜视，可以在医生指导和视训师监控下进行适当的电子屏训练，一旦视力提高或者双眼视功能恢复，应尽早有序降低训练强度、缩短时长。当弱视遇上高度近视，矫正弱视是首要的，兼顾近视即可。

　　但是一味地强调近视不做过多的训练，对视力的矫正是不利的。对于斜视合并近视者，特别是斜视术后双眼视功能没有恢复者，双眼视功能的训练是必要的，只是在选择训练的强度和频度上要兼顾近视的控制。

对于确认是与视功能相关的阅读障碍，视觉训练效果通常是比较好的。如果合并有多动症、发育异常、运动协调障碍，则训练起来有难度，在训练之前应该进行合理的评估，必要时需要眼科医生给予发育的评估。以下只介绍改善视功能异常引起的阅读障碍的训练方法。

第一阶段，应用视觉追随练习进行视觉记忆训练，提高空间能力和手眼协调能力。第二阶段，应用字母表进行单眼调节练习，感受调节，增加调节灵敏度。第三阶段，应用扫视运动练习进行精细运动训练，定位训练，提高阅读速度。第四阶段，进行双眼调节训练，应用双面镜、视力卡，双眼等量同步进行，提高双眼配合能力。第五阶段，应用聚散球、红绿矢量图进行融像训练，建立自主性融合能力。之后，重点练习追随运动和扫视运动，提高注意力，每次训练结束前进行阅读计时检定。

视觉训练是一种有效的方法，旨在提高和加强双眼视觉系统的功能和应对能力。通过一系列的专业训练，可以有效地改善视疲劳、阅读障碍、眼球运动障碍等与视觉相关的疾病。这些训练有助于增强眼睛的调节能力，使其更加灵活和协调。

具体来说，视觉训练主要针对：双眼的运动控制能力，即如何快速、准确地移动眼球以跟踪物体；双眼的聚焦能力，确保眼睛能够迅速调整焦距，清晰地看到不同距离的物体；双眼的协调合作能力，使得两只眼睛能够协同工作，提供一致和清晰的视觉信息；以及视觉信息处理能力，帮助大脑更好地解析和理解从眼睛接收到的信息。

虽然视觉训练对于许多视觉问题都是非常有益的，但它并不是治疗近视的方法。事实上,对于患有弱视、斜视或其他视觉功能障碍的患者,视觉训练是非常有价值的。然而,如果训练方法不当或者个体不适用,那么它可能会产生相反的效果,甚至可能加深近视度数。因此,视觉训练最好在专业人士的指导下进行,以确保安全和有效。

🔍 第十六节 长大后可以手术治疗，
小时候近视可以不管吗？

近视的影响不仅局限于孩子看不清楚远处的物体，更严重的是对整个眼球结构的长期改变。特别是高度近视，由于眼轴过度延长和屈光度数的持续增长，会显著增加患者眼睛发生病理性改变的风险。这种风险不容忽视，因为高度近视可能会引发一系列眼部并发症。

这些并发症包括：①玻璃体混浊，这是一种常见的症状，会导致视物模糊；②玻璃体后脱离是另一种可能的并发症，它发生时，玻璃体与视网膜之间的连接断裂，可能导致视力丧失；③后巩膜葡萄肿是一种罕见但严重的并发症，它会导致眼球后部的组织增生，影响视力；④高度近视性视网膜病变，这也是一种常见并发症，它会影响视网膜的功能，可能导致视力下降。

此外，高度近视还可能导致视网膜脱离，这种紧急情况需要立即治疗以防止永久性视力丧失。并发性白内障是另一种可能的并发症，它会加速晶状体的混浊，导致视力下降。黄斑变性是一种常见的老年性眼病，但在高度近视的患者中也可能提前出现，导致中心视力丧失。开角型青光眼也是一种可能的并发症，它会导致眼压升高，损害视神经，最终导致视力丧失。

然而，像配戴眼镜一样，激光手术只能暂时改善视力，让患者看得更清楚，但并不能治愈近视，也不能预防近视并发症的发生。激光手术可通过改变角膜的形状来调整患者的屈光度，从而改善视力。但是，这种手术需要在角膜形状稳定，并且停戴角膜接触镜一段时间后，经过专业的检查才能选择适合的手术方式进行。

因此，一旦发现近视，应该尽早进行检查，并采取相应的治疗措施。目前，国家的近视防控目标是：避免过早发生近视；防止近视快速发展成高度近视。

总的来说，近视的影响不只是看不清楚远处的物体，它可能会导致一系列的眼部并发症，严重影响视力。因此，一旦发现近视，应该尽早进行检查和治疗，以减少发生并发症的风险。同时，应该加强对近视的预防，避免其发展到高度近视，以保护视力。

🔍 第十七节 近视的另一种矫正办法：ICL，你了解吗？

有晶状体眼后房型人工晶状体（implantable collamer lens，ICL）植入术是一种先进的眼科手术，其核心是后房型人工晶状体植入术。与传统的激光矫正手术不同，ICL 手术的核心理念是将一个特制的人工晶状体植入眼睛的后房区域。

这种手术可以形象地比喻为"将近视眼镜配戴在眼睛内部"。传统的激光手术通过切削角膜的方式，去除部分角膜组织，从而达到改变眼球屈光度的目的，这可以被视为对眼睛的"减法"操作。而 ICL 手术则是将一片薄而透明的人工晶状体放入眼内，增强眼球的屈光能力，因此，这是一种对眼睛的"加法"操作。

ICL 手术的一大优势是它保留了角膜的完整性。这意味着手术具有微创、可逆的特点。此外，ICL 手术能够矫正的屈光范围较广，适用于高度和超高度近视患者。手术后的恢复速度快，安全性高，而且术后的视觉质量非常出色。由于这些显著的优点，ICL 手术已经成为临床应用中的重要近视矫正手段之一。

然而，尽管 ICL 手术与激光手术都是用于矫正近视的手段，但它们的工作位置和机制有所不同。激光手术主要作用于眼的外部结构——角膜，而 ICL 手术则涉及眼内的操作。这两种手术方式都有其特定的适应证和可能的风险。

　　值得注意的是，由于 ICL 手术涉及将人工晶状体植入眼内的后房，这对患者的眼部条件有一定的要求。如果患者的眼部结构不满足特定条件，可能会增加发生并发症的风险，如眼压升高、晶状体损伤或虹膜脱出等。因此，在决定进行 ICL 手术之前，医生通常会建议患者进行详细的眼科检查，以确保手术的安全性和有效性。

　　总的来说，ICL 手术是一种先进、安全且有效的近视矫正方法，但是否选择进行该手术应基于详细的医学评估和专业建议。

第六章

近视的预防

目前国家对儿童青少年近视防控坚持以预防为主，实施经典的三级预防措施。

一级预防：普及近视防控核心知识、培养健康用眼行为、建设视觉健康环境、增加日间户外活动等。

二级预防：筛查视力不良和近视患病率、评价远视储备状况、加强分级管理、发挥视力健康管理效应。

三级预防：倡导已经近视的儿童青少年增加更多的日间户外活动时间、减少近距离用眼行为、及时配戴眼镜或采取其他矫正方法，定期进行眼视光检查，防控轻度近视向重度近视发展、重度近视病理化发展等。

所以，近视的预防不仅是预防近视的发生，对于已经近视的儿童青少年也要预防近视快速发展至高度近视及病理性近视。

🔍 第一节 有效的户外活动你做对了吗?

随着近视防控的科普宣传和人们对孩子视力的关注提高，几乎所有的家长都知道预防近视的最好方法是进行户外活动。那么有效的户外活动，大家都做对了吗?

首先，我们需明确"有效户外"的概念。研究表明，照度是影响近视的重要因素，当照度达到 3000 lx，就可以有效预防近视。因此有效户外条件的重点在于照度，照度越大，户外活动就越有效。常见的有效户外条件（照度均大于 3000 lx）：晴天或阴天的露天环境（公园、山坡、院子）、树荫下、建筑阴影下。无效户外条件（一般照度不会超过 1000 lx）：雨雪天、公交车里、商场里、封闭阳台、落地窗旁等。但照度太大（比如夏天的正午时分在阳光下）对人体皮肤和眼睛都有损伤，甚至还会引发中暑或者热射病。目前推荐的户外活动时间是：夏天的早晨和傍晚、冬天的 10 点至 15 点、春秋季的 9 点至 16 点。据我们亲历测试，这些时间点户外照度均可达 8000 lx 以上，即便在阴影下也超过 3000 lx。

其次，在户外活动的时间越长，近视发生的风险越低。目前，公认每天户外活动 2 小时可有效预防近视的发生、发展。在户外的 2 小时可以是集中进行的，也可以是碎片化进行的，甚至有研究认为碎片化进行的 2 小时户外活动可能防控近视效果会更好。增加课间的活动时间，上下学走路或者骑车，都可以算作增加户外活动时间的方式。

如果不能实现每天户外活动 2 小时，还可以放在周末进行户外活动。研究表明，每周户外活动 ≥ 14 小时，也是预防近视的保护因素。

　　总之，预防近视，要保证每天户外活动 ≥ 2 小时或者每周户外活动 ≥ 14 小时。如果已经近视了，要在此基础上增加更多的户外活动时间。户外活动时不需要暴晒，晴天在树荫下休息，阴天在开阔场地活动等都是很好的选择。

🔍 第二节 户外活动重在户外还是活动?

目前研究表明,照度是预防近视发生的重要保护因素,因此大部分专家认为户外活动的关键在于户外,即 2 小时的户外活动主要目的是沐浴阳光。有些家长认为户外活动就是在户外拼命运动,所以等孩子写完作业,天都黑了,让孩子在路灯下跳绳、跑步,其实这是没有效果的。

也有专家认为,在户外,我们的注视目标会比室内更远,有利于睫状肌放松,从而减少由睫状肌长时间紧张导致的调节滞后,延缓眼轴快速发育。在此基础上,就要强调在户外要看远,而且要看清楚远处目标,比如踢足球、打篮球、打羽毛球、骑车、捕捉蝴蝶或蜻蜓、放风筝等,这些相对于户外看书更有助于睫状肌放松,能起到近视防控作用,而且更有利于孩子的身心健康。

有家长提到"晒眼皮"的行为,就是让孩子在太阳下坐一板凳,闭眼朝向太阳暴晒,这种行为是不可取的,属于"矫枉过正"。原因有以下几点:①"晒眼皮"行为虽然是沐浴阳光,但长时间让孩子闭眼晒太阳,孩子坚持不了太久,而且太阳下暴晒是容易对身体、皮肤和眼睛造成伤害的;②既然是户外活动,户外是关键,同时也要活动,让孩子动起来有助于身心健康,眼睛灵活切换注视远近物体有助于锻炼睫状肌,有效预防近视,一举多得。

总之,对于户外活动我们要结合实际情况,不可采取极端的和想当然的方式,否则不仅不能有效预防近视,反而会伤害孩子的身心健康。

第三节 没有足够的户外时间，还有什么办法能预防近视？

很多家长抱怨孩子学业负担重，再加上冬天天气寒冷，光照时间短，孩子根本不能保证充足的户外活动时间。那么在室内有什么办法预防近视呢？

首先，保证孩子室内活动空间的光线充足（仍然是强调照度）。一般人类在照度 100 lx 的环境下就可以自由生活不受限制，但是为了孩子的视力，我们国家要求课桌面的照度要 ≥ 300 lx，国际标准是照度 ≥ 500 lx，而且室内光线要均匀。居住环境透光性要好，晴朗的天气，室内光照较好的时候，让孩子在阳台、窗边等接近室外照度的环境下玩耍。开窗的阳台比封闭的阳台透光性更好。应尽可能使孩子写作业的书桌长轴与窗户垂直，白天学习时使自然光线从写字手对侧射入，避免阳光直射。阴天或下午，室内光照弱的时候，通过室内光源进行光线补充，保证整体光线均匀。在孩子觉得不刺眼的前提下，把房间灯光调亮一些；也可以增加局部照明，如果孩子写作业、涂鸦或者玩玩具的桌面照度不足，可额外利用台灯来补光。购买台灯或顶灯时，要选择正规品牌、符合国家标准的灯具。我国照明灯具选购参考指标：色温不超过 4000 K，照度为 500 ～ 1000 lx，照度均匀度 ≥ 0.8，显色指数 > 90，尽可能接近太阳光谱，无频闪。

值得一提的是，到目前为止没有发现人造灯光有预防近视的作用，因此灯具仅仅是辅助照明以减少近视发生的危险因素，不能期待通过增加室内照明来预防近视。

其次，帮助和引导孩子正确用眼。正确用眼遵循"20-20-20"原则，即控制用眼距离和用眼时间，这对儿童、青少年和成人均适用。"20-20-20"原则的基本内容是：每近距离用眼 20 分钟，向 20 英尺（约 6 m）外远眺 1 次，保持 20 秒或更长时间。若用眼时间增加，相应的远眺时间也要增加，比如每用眼 30 ～ 40 分钟，至少远眺 10 分钟。

总之，还是要强调动用一切力量尽可能进行户外活动，如果实在不能进行户外活动，就要尽可能减少促进近视发展的因素，但仅仅依靠减少促进近视发展的因素，并不能达到真正意义上的近视防控。

第四节 教室里座位位置对视力影响大吗？

经常会有家长问：我家孩子坐在第一排，是不是容易近视？我家孩子坐在角落里，时间长了会不会斜视？我家孩子坐最后一排看不清楚黑板，是不是要和老师说说往前坐一坐？教室里座位位置对孩子视力影响大吗？我们一起来聊一聊。

首先，我国对中小学教室采光和照明卫生是有标准的。根据 2011 年国家标准（GB 7793—2010），教室课桌面上的采光系数最低值不应低于 2.2%。教室窗地面积比不应低于 1 : 5。教室侧（后）墙反射比为 0.7 ~ 0.8，黑板反射比为 0.15 ~ 0.2。课桌面维持平均照度不应低于 300 lx，其照度均匀度不应低于 0.7；黑板维持平均照度不应低于 500 lx，照度均匀度不应低于 0.8；在维持平均照度 300 lx 的条件下，教室照明功率密度现行值不应大于 11 W/m^2，目标值为 9 W/m^2。因此合格的教室内每个地方的采光和照明都是符合国家规定的，而且是均匀一致的，不存在特殊位置。

其次，近视的两大危险因素是长时间近距离用眼和缺乏户外光照。近距离用眼指的是没有遵循一拳一尺一寸里的"一尺"，约 33 cm，孩子坐教室第一排和第二排远比 33 cm 距离要大，而且在上课的过程中视线会在书本和黑板之间不停切换，不属于严格意义上的近距离用眼。上课 40 分钟后还有课间 10 ~ 15 分钟休息，可以让眼睛充分远眺。因此坐第一排，不是近视的危险因素，重要的是平时要注意用眼习惯和增加有效户外活动时间。

再次，斜视是双眼眼球不协调工作，导致双眼无法同时注视同一个物体。斜视的成因比较复杂，先天基因和后天外伤、疾病、屈光不正等因素，都可能会导致斜视。坐在教室侧面或角落看黑板，双眼也应该是协调一致的，并非侧方看黑板就会导致斜视的发生。况且下课后孩子可以自由活动，学校教室里的座位也是经常更换的，孩子并不是长时间固定侧方注视，所以坐在教室角落位置不是斜视发生的诱因。

最后，正常情况下，眼睛可以在 5 m 的距离处指认视力表 1.0 ～ 1.2 对应的"E"。孩子在最后一排看不清黑板，要关注孩子的视力是否异常；如果发现孩子视力异常，应尽早干预和治疗，以免延误病情，而不是将座位调前就万事大吉了。

总之，比起纠结孩子在教室的座位位置，家长平时更应该多关注孩子看东西是否异常，比如喜欢歪头、挤眉弄眼，或出现双眼视物不协调的情况。家长应定期带孩子到正规专业眼科检查，排除斜视、弱视、屈光不正（近视、远视、散光）等眼部问题。

❈ 第五节 "球类运动" 可以预防近视吗?

球类运动, 如乒乓球、羽毛球和足球等, 对保护视力有着积极作用。这些运动要求我们的眼球运动协调敏捷, 实时捕捉球的信息。在乒乓球和羽毛球等小球运动中, 球目标小且速度快, 双眼会追随球的运动而持续调节, 能够有效地改善双眼睫状肌的紧张程度。而在足球运动中, 由于运动场地宽阔, 视野宽广, 睫状肌处于完全放松的状态, 这对缓解眼部肌肉疲劳有着不可替代的作用。

随着球或者球员的移动, 眼部肌肉也可以进行有效调节, 从而获得充分放松休息。因此, 球类运动能够促进眼球组织的血液循环, 消除视疲劳。当然, 要说预防近视的作用, 户外的球类运动更胜一筹。因为在户外进行球类运动, 不仅使眼球得到了锻炼, 还进行了有效的户外活动。这样一来, 不仅能够锻炼身体, 还能够亲近自然, 一举多得。

总之, 球类运动对保护视力有着积极的作用。它能够有效地锻炼眼球运动协调能力, 改善双眼睫状肌的紧张程度, 促进眼球组织的血液循环, 保护视力, 消除视疲劳, 更能够起到预防近视的作用。因此, 我们应该积极参与球类运动, 让眼球得到充分的锻炼, 保护好自己的视力。

🔍 第六节 做眼保健操可以防控近视吗？

尽管目前并没有确凿的科学研究成果能够证实眼保健操对于预防和控制近视发展有直接效果，但一些研究却揭示了一个有趣的现象：当人们进行高质量的眼保健操时，它似乎能为眼睛及其周围区域带来一系列积极的生理效应。

具体来说，这些研究发现，规律地做眼保健操可以有效地促进眼部周围的血液循环。这一过程不仅有助于为眼睛提供更充足的营养和氧气，还可能有助于减少因长时间用眼而引起的眼部不适。

此外，眼保健操中的某些动作被认为能够帮助放松眼睛中的睫状肌。睫状肌是控制眼睛调焦的一个重要肌肉，它在我们看近处或远处物体时都会发挥作用。长时间的近距离用眼，如阅读、写作或使用电子设备，可能会导致该肌肉过度紧张，进而引发视疲劳。进行适当的眼保健操，可以帮助缓解这种紧张状态，从而减轻视疲劳的症状。

值得关注的是，一些针对小学生的研究指出，定期进行眼保健操能够明显改善他们的视功能。这可能与上述提到的促进血液循环和放松睫状肌的效果有关。因此，尽管做眼保健操不能直接预防近视，但它在维护和改善儿童的视功能方面确实具有潜在的益处。

综上所述，虽然眼保健操可能不是预防近视的关键，但其对眼部健康和视功能的积极影响仍然值得我们给予足够的重视。

现行的第 6 套中小学眼保健操包括 6 小节，全程约 5 分钟，各穴位见图 6-6-1，每个穴位均为对称的 2 个。

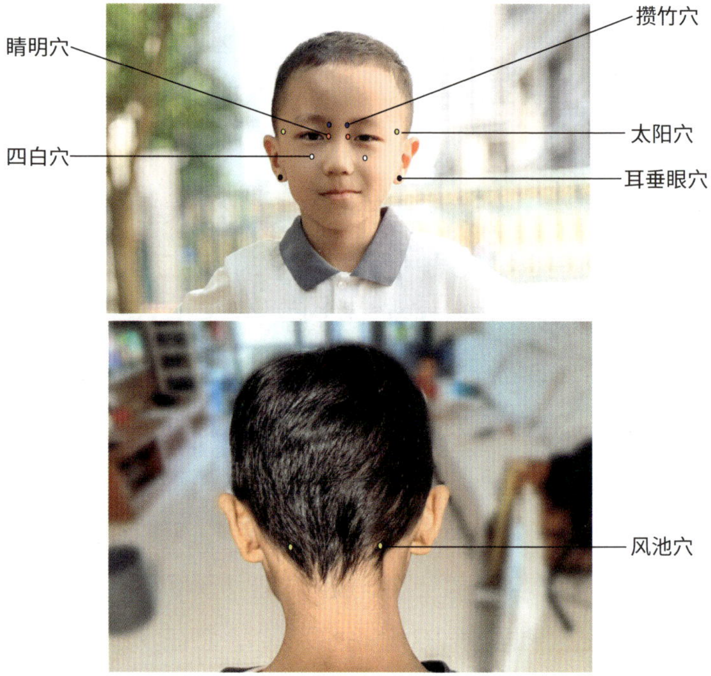

图 6-6-1　第 6 套眼保健操穴位展示

做操时身体要正直，放松自然，双眼闭合，姿势端正；双手洁净，指甲剪短；穴位、动作正确到位；节拍合理，用力适度。

1. 第 1 小节：按揉攒竹穴

穴位位置：双眉毛内侧凹陷处。

操作手法：将双手大拇指螺纹面分别按于两侧穴位上；其余四指自然放松、弯曲，指尖抵在前额上。

节奏：随口令，每拍按揉一圈，连做四个八拍。

◉ 2. 第 2 小节：按压睛明穴

穴位位置：内眦稍上方凹陷处。

操作手法：将双手示指螺纹面轻按在两侧穴位上，其余四指自然放松、握起，呈空心拳状。

节奏：随口令，上下按压穴位，每拍一次，共做四个八拍。

◉ 3. 第 3 小节：按揉四白穴

穴位位置：眼眶中心下方凹陷处。

操作手法：将双手示指螺纹面分别按在两侧穴位上，大拇指抵在下颌凹陷处，其余四指自然放松、握起，呈空心拳状。

节奏：随口令，有节奏地按揉穴位，每拍一圈，共做四个八拍。

◉ 4. 第 4 小节：按揉太阳穴，刮上眼眶

穴位位置：眉毛外侧与眼角中间一横指后凹陷处。

操作手法和节奏：将双手大拇指的螺纹面分别按在两侧太阳穴上，其余手指自然放松、弯曲。随口令，先用大拇指按揉太阳穴，每拍一圈，揉四圈。然后，大拇指不动，用双手示指的第二个关节内侧，稍加用力从眉头刮至眉梢，两拍一次，连刮两次。如此交替，共做四个八拍。

5. 第 5 小节：按揉风池穴

穴位位置：颈后大筋两侧凹陷处，与耳垂齐平处。

操作手法：将双手示指和中指并拢，然后把螺纹面按在风池穴上，其余三指自然放松。

节奏：随口令，有节奏地按揉，每拍一次，共做四个八拍。

6. 第 6 小节：揉捏耳垂眼穴，脚趾抓地

穴位位置：耳垂正中。

操作手法和节奏：用双手大拇指和示指螺纹面捏住耳垂正中眼穴，其余三指自然并拢弯曲，随口令，有节奏地揉捏穴位，每拍揉捏一圈；揉捏的同时，双脚的全部脚趾跟随节拍做抓地运动，每揉捏耳垂一圈，做抓地运动一次。连做四个八拍。

注意：取穴要准确，按摩要有一定力量，以感到有酸胀感为度，但不能太过用力，以免损伤皮肤。按摩时间要足够，每个穴位四个八拍，每天 2 ~ 3 次。

👁 第七节 你知道国家为了防控近视做了哪些事情吗？

近视防控工作刻不容缓，目前已上升至国家战略高度。

2018 年 8 月，习近平总书记作出重要指示："我国学生近视呈现高发、低龄化趋势，严重影响孩子们的身心健康，这是一个关系国家和民族未来的大问题，必须高度重视，不能任其发展。"下面罗列了一些比较重要的关于近视防控的国家政策供大家参考。

2018 年，教育部等八部门联合印发了《综合防控儿童青少年近视实施方案》，提出到 2023 年，力争实现全国儿童青少年总体近视率在 2018 年的基础上每年降低 0.5 个百分点以上，近视高发省份每年降低 1 个百分点以上；到 2030 年，实现全国儿童青少年新发近视率明显下降，儿童青少年视力健康整体水平显著提升，6 岁儿童近视率控制在 3% 左右，小学生近视率下降到 38% 以下，初中生近视率下降到 60% 以下，高中阶段学生近视率下降到 70% 以下，国家学生体质健康标准达标优秀率达 25% 以上。

2021 年 4 月，教育部办公厅等十五部门印发《儿童青少年近视防控光明行动工作方案（2021—2025 年）》，将防控儿童青少年近视上升为国家战略。各部门根据年度儿童青少年近视防控重点工作计划，明确分工，落实责任。

2021 年 8 月，教育部等五部门联合印发《关于全面加强和改进新时代学校卫生与健康教育工作的意见》，把"健康第一"放在教育教学、家庭和社会活动更加重要的位置，有效促进儿童青少年视力健康管理。

2022年3月，教育部办公厅印发《2022年全国综合防控儿童青少年近视重点工作计划》，明确了全国综合防控儿童青少年近视工作联席会议机制15个成员单位，2022年统筹协调、合力推进近视防控，推动和督促学校、医疗卫生机构、家庭、社会强化儿童青少年近视防控，印发近视防控相关政策文件，提升社会近视防控意识，增加体育锻炼和减轻学业负担，落实中小学生定期视力监测，加强评议考核和市场监管，强化机制保障等重点任务77项。同时，还明确了教育部15个相关司局2022年在推动和督促学校强化儿童青少年近视防控，加强近视防控宣传教育，强化中小学生手机、作业、睡眠、读物、体质五项管理，加强学校体育锻炼和户外活动，规范校外培训机构、减轻校内校外学业负担，完善学校校医、医务室配备，加强近视防控专业人才培养，强化典型示范引领，强化评议考核等方面重点任务47项。

2023年3月，教育部办公厅印发了《2023年全国综合防控儿童青少年近视重点工作计划》，明确了全国综合防控儿童青少年近视工作联席会议机制16个成员单位2023年重点任务70项和教育部15个相关司局2023年重点任务40项，并明确了完成期限。

2023年9月，国家疾控局综合司印发《儿童青少年近视防控公共卫生综合干预技术指南》，在考虑环境与行为因素、遗传因素和眼进化规律及社会文化因素等多重病因的基础上，提出儿童青少年近视干预技术，采用三级预防策略落实公共卫生综合干预措施，以预防、减缓儿童青少年近视发生、发展。

  国家对于近视防控的各项政策均可在中华人民共和国中央人民政府网站查询，国家出台多项政策旨在从多方面入手，全面加强儿童青少年近视防控工作，保障广大儿童青少年的视力健康。

第七章

近视的控制方法

　　近视防控旨在通过科学的方法，预防和减缓近视的发生和发展，提高视力健康水平。目前对近视的控制手段主要包括：特殊设计的光学矫正眼镜、低浓度阿托品滴眼液、光生物调节疗法（重复低强度红光照射）、后巩膜加固术等。不同的控制手段适用于不同的人群，应根据个人情况选择合适的控制手段。

🔍 第一节 特殊设计的角膜接触镜如何选择？

视网膜周边离焦（peripheral defocus）理论提出，周围区的远视离焦（后离焦）是近视进展的潜在机制，能介导眼轴生长，而近视离焦（前离焦）能延缓眼轴增长。因此，消除周围区远视离焦和施加近视离焦成为延缓近视进展的一项关键机制。以此为基础，目前已研发出多种在矫正近视的同时防控近视进展的光学矫正眼镜。

👁 1. 角膜塑形镜

角膜塑形镜（orthokeratology）俗称 OK 镜，被引进我国已有 20 余年。其显著优势在于夜间配戴即可获得较好的日间裸眼视力，同时其可通过对角膜的物理塑形，实现降低角膜曲率、改变角膜上皮分布状况等效应，在多重效应的综合作用下有效改善视网膜周围区远视离焦，从而减缓近视进程。因而配戴 OK 镜在我国青少年群体中成为一种有效的近视防控手段。

👁 2. 软性亲水角膜接触镜

软性亲水角膜接触镜属于日戴型，是一种双焦点角膜接触镜，包含一个中央矫正区，周围环绕着屈光度不同的同心区。中央区可以矫正屈光不正，而同心区在视远和视近时同时产生 −2.00 D 的近视视网膜离焦，将一部分光汇聚在视网膜前，削弱促进近视进展的因素，从而有利于保持良好的视力。该镜片于 2019 年 11 月被 FDA 批准用于儿童近视矫正。Chamberlain 等在一项 3 年的临床试验中得出，软性亲水角膜接触镜的同心双焦点设计能使屈光率降低 59%，轴向生长进展降低 52%。Chamberlain 等就软性亲水角膜接触镜对儿童近视进展的长期影响进行了长达 6 年的多中心临床试验，他们将受试者分为两组，前 3 年中两组分别配戴软性亲水角膜接触镜和对照角膜接触镜；后 3 年所有受试者全部接受软性亲水角膜接触镜处理，最终通过统计比对得到结果，显示软性亲水角膜接触镜防控 3 年能使眼轴增长程度降低 71%，且两组在后 3 年的效果差异无统计学意义（$P > 0.05$）。该试验得出结论：软性亲水角膜接触镜能长期持续减缓儿童近视进展，效果有累积效应，且后期效果不受前期防控的影响，即效果不随配戴时间的增长而减弱。

3. 多焦点角膜接触镜

多焦点软性角膜接触镜（multifocal soft contact lens，MSFCL）的屈光度是非球面（aspheric）的渐变设计，根据视物时瞳孔大小改变，从中心向周围屈光力依梯度逐渐增加，实现近、中、远处物体的同时成像。Walline 等为确定多焦点软性角膜接触镜是否能减缓儿童近视进展，在 294 名受试者间进行了长达 3 年的多中心双盲随机对照试验，结果显示，高屈光度的多焦点软性角膜接触镜片相较于普通单视野镜片和中屈光度多焦点镜片，能显著降低近视进展率。Schmid 等就软性亲水角膜接触镜和多焦点角膜接触镜对青少年近视患者双眼视觉的影响做了研究，二者对比得出多焦点角膜接触镜对视力和屈光度的影响大于软性亲水角膜接触镜，并能提供更优的视觉质量。

第二节 近视控制框架眼镜如何选择?

1. 近视防控框架眼镜的光学原理

　　近视预防和控制机制研究的不断进展,为设计特殊光学框架眼镜提供了新思路。光学框架眼镜和普通框架眼镜类似,具备安全、方便、配戴依从性高、无明显不良反应、没有年龄限制等优势,更能让儿童配戴者及其父母接受,已成为临床近视控制手段中最为普遍采用的屈光不正的矫正方式。到目前为止,用于减缓近视进展的框架眼镜有双焦点眼镜、渐进多焦点(progressive addition,PA)眼镜、视网膜周边离焦设计眼镜、多区正向光学离焦(defocus incorporated multiple segments,DIMS)眼镜、高非球微透镜(highly aspherical lenslets,HAL)眼镜、点扩散设计(diffusion optics technology,DOT)眼镜、同心环带微柱镜设计(cylindrical annular refractive element,CARE)框架眼镜、紫光透射眼镜(violet light-transmitting eyeglasses,VLE)。面对如此多种类的框架眼镜,人们会眼花缭乱。经常会在门诊遇到家长问:"我家孩子该选哪种眼镜?"本节通过查阅文献对上述几种框架眼镜技术进行整理,为家长科普各类近视防控框架眼镜的作用机制和优缺点,也为广大一线从业者提供参考,从而推动我国近视防控工作的健康发展。

(1)双焦点眼镜

　　双焦点眼镜是有两个焦点的透镜,由本杰明·富兰克林发明。同一个镜片分上下两部分，看远用镜片上部分，看近即处于阅读姿势，一般是向下看用镜片下部分。近视双焦点眼镜的镜片上部分是实际近视度数，镜片下部分低于实际近视度数 150 ~ 200 度（比如某一儿童近视 400 度，配双焦点眼镜，镜片上部分是近视 400 度，镜片下部分是近视 250 度或 200 度）。

双焦点眼镜是第一种被广泛应用于近视控制的框架眼镜。其设计基于近视发病机制的调节滞后理论。近距离视物会诱导调节的发生，若出现调节反应低于调节需求的现象就称作调节滞后。调节反应低于调节需求会使目标物像落到视网膜后方出现远视离焦，从而出现眼轴增长加快的现象。1947 年 Wick 将双焦点眼镜应用于近视防控，通过在镜片下部分（视近区）增加近附加量（较小近视度数），使调节需求减少，进而减少调节滞后，控制近视的增长。

在双焦点眼镜的探索道路上，研究者发现此类眼镜可改善看近伴有内隐斜患者的调节功能，近视控制效果良好。但也有研究者认为双焦点眼镜并不能延缓近视的进展。目前研究数据支持双焦点眼镜可在一定程度上减缓儿童近视的发展，但减缓作用有限，减缓率为 11% ~ 21%，对存在明显调节滞后的儿童效果良好。

双焦点眼镜存在的问题是中间距离视觉效果差，配戴者可能会产生视物跳跃现象，故逐渐被淘汰。

（2）渐进多焦点眼镜

渐进多焦点眼镜是有多个焦点的透镜。渐进多焦点镜片前表面曲率从顶部到底部连续地增加，镜片屈光力也随之变化，即屈光力从位于镜片上部的远用区，逐渐、连续地变化，直至在镜片底部的近用区达到所需近用屈光度数（比如某儿童近视 400 度，则渐进多焦点镜片上部远用区是 400 度，向下屈光度渐进减小，在镜片下部分的近用区为 200 ～ 300 度）。

渐进多焦点眼镜的原理与双焦点眼镜相似，也是通过减少调节滞后来减缓近视进展。有研究表明，在配戴渐进多焦点眼镜后的第 2 个半年，近视的控制率即可降低至第 1 个半年的一半，原因可能是长期配戴渐进多焦点眼镜会进一步增加调节滞后，原有的近附加量难以满足目前近距离用眼的调节需求。因此渐进多焦点眼镜对近视控制效果有限，且长期配戴，近视的防控效果逐渐降低。

（3）视网膜周边离焦设计眼镜

视网膜周边离焦设计眼镜的镜片分为两个区域，中央光学区为单光设计的镜片，周边功能区为远视离焦镜片。中央光学区图像投射至视网膜上，而周边功能区图像投射到视网膜上或前方（比如某儿童近视 400 度，配戴视网膜周边离焦设计眼镜，中央光学区为 400 度，周边功能区为 300 度）。

视网膜周边离焦控制近视的原理：人刚出生时是短眼轴的远视状态，随着生长发育，眼轴变长，眼屈光度由远视向正视化发展，正视化速度过快，就会出现近视。轴性近视的儿童因眼轴过长焦点落在视网膜前，视网膜成像不清，若配戴普通单光镜片框架眼镜，虽在视网膜黄斑中心凹处成像清晰，但周边处却成像于视网膜后，形成了周边远视离焦。动物实验曾证明，当眼球处于远视离焦时，为获得视网膜上清晰物像，会引起脉络膜变薄从而增加眼轴的长度；但若处于近视离焦，脉络膜可发生相反的变化使得眼轴缩短。

有多项临床研究证明，减少远视性视网膜周边离焦的眼镜可以在一定程度上减缓近视进展，但也有研究认为周边离焦眼镜应保持良好的戴镜位置，若位置不佳可能会影响近视防控效果。视网膜周边离焦设计眼镜将视网膜周边离焦原理初步应用于临床近视防控中，为框架眼镜采用周边离焦技术控制近视进展起到了巨大的推动作用。

（4）多点近视离焦眼镜

多点近视离焦眼镜又称微结构眼镜，镜片设计区域包含光学中心区和周边微结构区。镜片的光学中心区是足矫的近视度数，确保配戴者能够清晰视物；而周边微结构区有多个特殊的光学设计微型透镜，可形成近视离焦，近视性视网膜离焦可抑制眼轴的增长，达到延缓近视进展的目的。

1）多区正向光学离焦眼镜（图 7-2-1）。多区正向光学离焦眼镜是多点近视离焦眼镜的一种，其镜片特点是镜片光学中心周围分布着 300 ~ 2000 个微型透镜，且每一个微型透镜均能形成近视离焦。多区正向光学离焦设计可以持续保持近视离焦，保证了视网膜周边近视离焦效果和清晰的中心视力，避免了配戴普通周边离焦眼镜因转动眼球出现注视偏差而导致的近视防控效果下降。

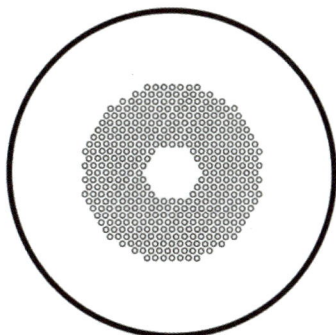

图 7-2-1 多区正向光学离焦眼镜示意：多个微透镜小点分布在镜片上

2）高非球微透镜眼镜（图 7-2-2）。高非球微透镜眼镜是多点近视离焦眼镜的一种，其镜片的特点是在镜片光学中心周围分布 1000 多个微透镜，形成多个圈，为同心环状的递增梯度离焦，每个微透镜都计算精准，确保其在视网膜前方产生非聚集的光束带，形成特定的离焦区域。

目前多点近视离焦眼镜是临床近视控制效果较为理想的框架眼镜，近视儿童对其有较好的适应性和接受度，且其对近视儿童视觉质量影响小。其缺点是视野范围较小，需要正确的阅读姿势（视线通过光学中心区），需要时间适应眼镜，定制周期稍长，且伴有斜视的近视儿童不宜配戴、弱视儿童不能配戴。

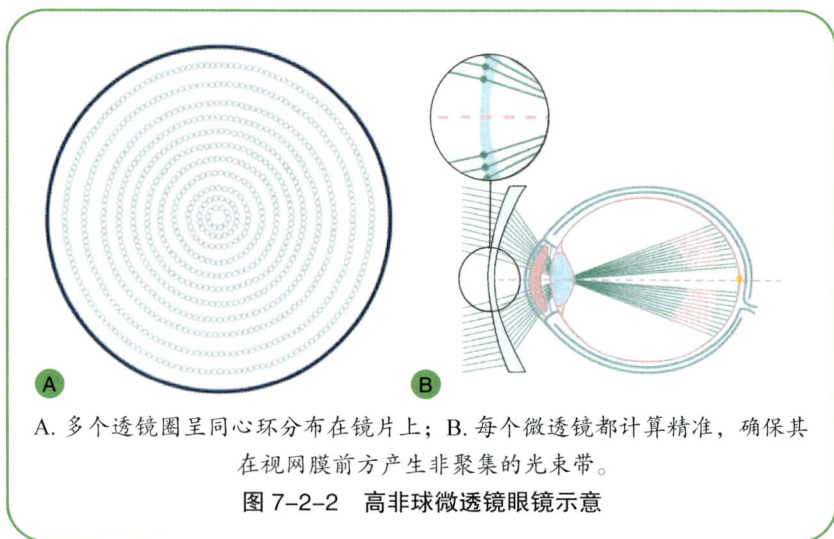

A. 多个透镜圈呈同心环分布在镜片上；B. 每个微透镜都计算精准，确保其在视网膜前方产生非聚集的光束带。

图 7-2-2　高非球微透镜眼镜示意

（5）点扩散设计眼镜

点扩散设计眼镜（图 7-2-3）是在镜片光学中心区设有一个透明圆孔（足矫的近视度数），周边环绕着点扩散区域。中心圆孔提供清晰的中心视野，而周边的点扩散区域则降低视网膜周边的成像清晰度。

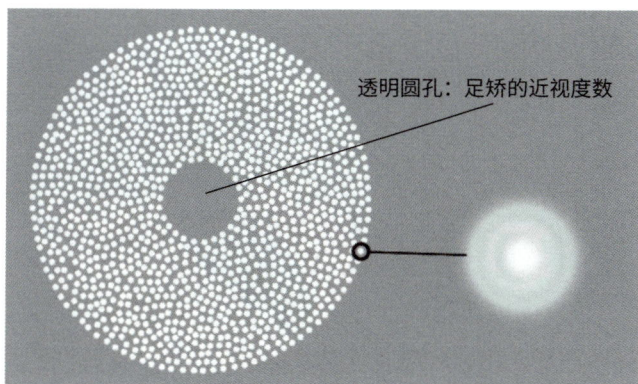

图 7-2-3　点扩散设计眼镜示意：镜片光学中心区设有透明圆孔，周边为点扩散区域，每个小点放大都是一个点扩散

　　点扩散设计眼镜的原理：在光学镜片中嵌入了数以千计的光扩散点，这些光扩散点扩散的柔和光线使视网膜上相邻视锥细胞的信号传导差距降低，在目视距离内模拟自然环境中的对比度。研究表明，视网膜上接收的非自然的高对比度信号会使得眼轴变长（比如阅读、使用电子屏幕等均会让眼睛处于高对比度环境中），导致近视的发生和发展。点扩散近视控制技术可减弱错误对比度信号（高对比度信号）传递导致的近视进展，达到近视防控的目的。

（6）同心环带微柱镜设计框架眼镜

　　同心环带微柱镜设计框架眼镜（图 7-2-4）的中央光学区为足矫近视度数的单光镜片，周边功能区是环带微柱镜，每个环带微柱镜间隔与中央光学区光度一致，每个环带的高度、宽度、加光量相等，但轴位不断变化，在视网膜前形成动态扰动。

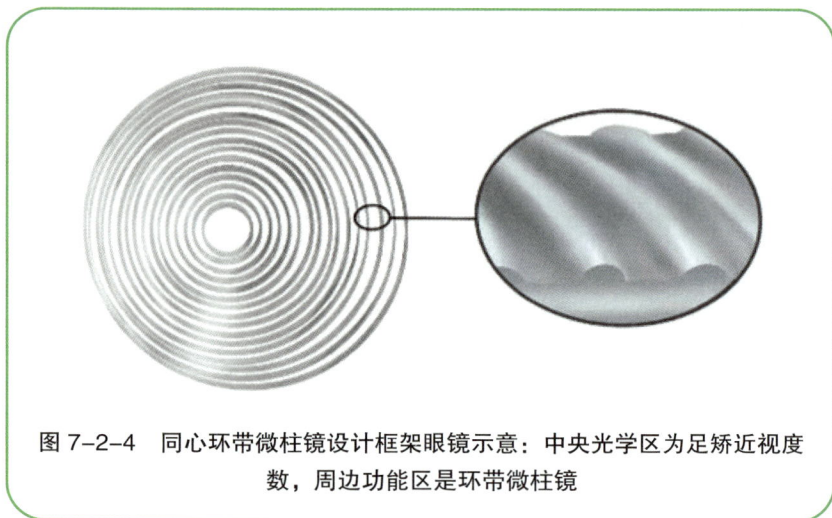

图 7-2-4　同心环带微柱镜设计框架眼镜示意：中央光学区为足矫近视度
数，周边功能区是环带微柱镜

　　同心环带微柱镜设计框架眼镜是受角膜塑形镜可以控制近视进展的启发而设计的。有研究发现，角膜塑形镜控制近视进展的作用和配戴角膜塑形镜后高阶像差增加有关。基于这一理论，同心环带微柱镜设计镜片通过增加视网膜高阶像差，把角膜塑形后的表面像散分布情况应用到镜片上，利用环带微柱镜动态扰动，控制近视进展。

（7）紫光投射眼镜

　　紫光投射眼镜的近视镜片是允许 360 ～ 400 nm 的紫光通过的足矫镜片。有研究结果表明，不同波长的可见光对屈光发育有着不同的影响，紫光可增加 EGR1（抑制近视进展的基因）的表达水平，且视网膜内感光细胞 OPN5（视神经蛋白）可接收紫光以抑制眼轴增长。由于传统眼镜会阻挡大部分紫光，故日本设计了紫光投射眼镜用以控制近视增长，并进行了临床随访研究，结果证实了紫光投射眼镜控制近视的有效性。

随着近视患病率的逐渐攀升，目前越来越多的近视防控技术被应用于临床，促使了框架眼镜的不断更新换代。还有很多种新型的近视控制手段，如仿生复眼离焦圈技术、基于多光谱屈光地形图引导的个性化离焦镜片定制技术、动态离焦光学膜技术等，但这些手段应用时间仍较短，需要进一步验证，期待这些技术都有好的近视控制效果，让近视儿童有更多的选择。

👁 2. 市面上常用的近视防控眼镜你了解吗?

目前市场上有多家公司都推出创新产品，专为儿童青少年设计，以减缓近视发展为目标。在门诊中，家长一听到近视防控眼镜就一脸茫然，价格昂贵不说，其究竟是不是智商税? 不是的话又该如何选择? 接下来，我们将根据以上原理，介绍市面上常见的特殊设计近视防控框架眼镜。但选择配戴哪种类型近视防控眼镜，还是应该听从正规医院医生的建议。

下面将深入探讨各种近视防控眼镜的特点及使用时的注意事项。

（1）多区正向光学离焦技术镜片

这种镜片的核心特点是采用了多区正向光学离焦设计，这种设计在镜片中央 9 mm 区域为普通近视镜，周围直径约 32 mm 的区域内分布 396 个微型透镜，为直径 1.03 mm 的 +3.50 D 负透镜，每个透镜都能形成近视离焦。这样的布局即使在眼球旋转时也能持续提供离焦效果，有助于控制近视的发展。

这种镜片的框架眼镜，与接触镜比较，不仅提供了相似的光学结构，而且避开了接触眼镜具有的角膜磨损和感染风险。然而框架眼镜在配戴上难以确保离焦区域正确居中，在临床应用中的效果需要进一步的研究反馈。

1）这种镜片的设计优势如下。

专门定制的膜层：镜片采用的是专为其定制的 MS 膜层，这种膜层不仅确保了镜片的硬度和耐磨性，而且不会影响其光学效果。这对于儿童青少年来说尤为重要，因为他们通常比成人更活跃，镜片的耐用性是一个重要的考虑因素。

独特材质：考虑到适用人群的特点，镜片采用了聚碳酸酯（PC）材质，这种材质轻便且具有较好的抗冲击性，更适合儿童青少年使用。

保持视觉质量：镜片的优秀光学设计使得配戴者在眼球转动时，瞳孔内的微透镜数量不随镜片位置而变化，从而保持视觉质量不变。这意味着无论孩子如何活动，镜片都能提供稳定的视觉效果。

周边离焦控制：镜片的设计基于周边近视离焦的原理，通过在镜片周边设置微透镜来实现对近视的控制。这种设计模拟了角膜塑形镜所达到的效果，且作为框架眼镜的形式，更容易验配，对孩子眼睛的要求也没有那么多。

2）使用这种镜片的框架眼镜的注意事项如下。

适用人群：①一般年龄在 18 岁以下，研究表明，与年幼的儿童相比，其对 10 ～ 13 岁儿童控制近视的效果更好；②可全天候配戴框架眼镜的儿童；③近视、近视性散光的儿童均可配戴。

禁忌人群：①暂不提供远视的儿童青少年选配；②伴有明显斜视的青少年不宜配戴，有小度数的间歇性外斜者由医生判定能否配戴；③弱视的儿童不能配戴。

建议选择小镜框，因为透镜只在中央区域密集。多点离焦微透镜，镜片中间的同心环透镜圈排布相对比较密集，呈蜂窝状。

（2）高非球微透镜星控技术镜片

这种镜片的核心在于其独特的高非球微透镜星控（highly aspherical lenslet target，HALT）技术。这项技术在镜片上精密地分布了 1021 个微小透镜，形成了 11 个同心环状区域，覆盖了 57.1 mm 的直径范围。每个微透镜都经过精确计算，以确保它们在视网膜前方产生非聚集的光束带，从而形成特定的离焦区域。这些离焦区域在科学研究中被证明可以有效减缓眼轴的增长，进而控制近视的发展。此镜片的设计还包括了中心到周边渐进增加的光度及环形间距的渐进排布，这样的设计不仅保证了中心视力的清晰，还通过模糊处理离焦像，增强了近视控制的效果。

1）这种镜片的设计优势如下。

清晰的视觉效果：通过高精度的微透镜排列和光度设计，镜片提供了清晰的视觉效果，有助于改善视力。

舒适性：尽管镜片上有数千个微透镜，但它们的大小和形状都被设计得非常精细，以确保配戴者几乎感觉不到它们的存在，从而保证了舒适的配戴体验。

易于适应：大多数用户能够在短短几天内适应星趣控镜片，这得益于其渐进的设计和平滑的过渡区域。

2）使用该镜片的框架眼镜的注意事项如下。

为了使镜片效果达到最大化，在使用过程中应注意：①适用人群：适合 6 ~ 16 岁的儿童青少年，这个年龄范围内的孩子眼睛发育快，需要控制度近视度数增长。②适用度数：屈光度可达 -10.00 D

（即近视 1000 度），散光不超过 400 度。③配戴适应性：临床试验表明，90% 的孩子在配戴 3 天后可以完全适应，一周后所有孩子都能适应。④配戴建议：确保眼镜的稳定性，避免下滑和歪斜，保持良好的戴镜姿势，这对于镜片发挥最佳效果至关重要。建议每天配戴不少于12 小时，无论是室内还是室外活动，都应保持长时间配戴以获得更好的近视控制效果。⑤保证足矫：验配时，应确保进行足矫，以便视网膜能够清晰成像，为视觉发育创造良好条件。⑥复查与保养：建议至少每 6 个月进行一次眼部复查，如果近视度数涨幅超过 50 度，则需要更换镜片。同时，日常清洁对于保持良好的配戴效果至关重要。⑦伴有斜视、弱视的青少年不能配戴，对于低度数的间歇性外斜视者应由医生判定能否配戴。

（3）同心环带微柱镜技术镜片

该镜片应用了"CARE"，即同心环带微柱镜技术，在该镜片的特定口径范围内，多个不同半径的环带柱面微结构以镜片几何中心为中心，规则嵌套排布形成径向阵列，每个环带柱面微结构都可以产生相对稳定的屈光力和高阶像差。31 个"稳定"环带微柱镜以同心环方式排列，间隔都为 0.5 mm，柱镜间隔与光学中心区光度保持一致，每个环带微柱镜的加光量相同，曲率也是稳定一致的。

但每一个柱镜轴位是不断变化的，在视网膜前形成动态扰动，传递视觉信号，使眼睛需从光学中心区获得清晰的视野，而透过周围环带微柱镜形成的像投射在视网膜前，产生周边近视离焦，通过动态扰动，达到周边控制的目的，减缓近视进展。现已把角膜塑形镜管理近视发展的原理应用到了此类镜片上，并进行了改善和升级。

这类镜片有两个版本——S 版和 H 版，主要是瞳孔范围不同和离焦区的加光量不同。

其中，S 版镜片瞳孔范围为 9 mm，环带微柱镜等效加光 3.80 D，每圈的加光量相同，环与环的间隔为 1 : 1。H 版镜片瞳孔范围为 7 mm，环带微柱镜等效加光 4.60 D，每圈的加光量相同，环与环的间隔为 1 : 1，折射率为 1.591。这两个版本镜片都为聚碳酸酯材质，耐冲击，结合铂金镀膜、高能离子轰击技术，更耐磨、耐用。

这类镜片 6 个月临床试验数据显示，其对眼轴增长的绝对控制效果提升了 60%，与角膜塑形镜效果相当。在配戴适应性和舒适度方面，98% 的受试者在 1 天之内适应（70% 以上受试者能马上适应）。

1）这类镜片的适用人群：① 18 岁以下，近视增长较快和 / 或有近视防控需求的未成年人；②屈光度增加 ≥ 0.75 D/ 年的近视发展快速的儿童青少年患者；③近视度数 < 1000 度，散光度数 < 400 度，联合光度 ≤ 800 度的人群；④无法适配角膜接触镜的儿童青少年。

2）初戴这类镜片如何适应？

在配戴初期，通过镜片中央的光学矫正去看东西时是清楚的，通过周边同心环区域看东西的时候会感觉到模糊、有波动感等，这些都是正常的。因为环带微柱镜区域的原理是周边近视离焦，物像是投射在视网膜前的，当适应后，这些感觉就不会太明显了。配戴初期先使用镜片中央区域看东西，以便能够更好地适应镜片，逐渐习惯后，看远时（如看黑板、走路等），建议使用镜片中央没有环带微柱镜的区域，能够保证清晰的视觉效果；看近时（如写作业、看书等），建议保持平时习惯的阅读姿势，一定要是正确的阅读姿势。无论是在室内还是在室外，无论是在看远时还是看近时，为了保证延缓近视度数增长的有效性，建议保持长时间配戴，至少每天配戴镜

12 小时。

建议：这类镜片是环带微柱镜，根据角膜塑形镜原理设计，耐磨性好，与角膜塑形镜相当，又称外用的角膜塑形镜。配戴过角膜塑形镜且近视防控效果不好者，则不适合使用。

（4）对比度点扩散近视控制技术镜片

点扩散近视控制镜片通过调节降低视网膜对比度起到控制近视进展的作用。在镜片中嵌入光扩散点，利用这些光扩散点柔和地扩散光线，扩散后的光线使视网膜上相邻视锥细胞的信号传导差距降低，即降低了对比度，从而减少错误对比度信号（高对比度信号）传递带来的近视增加的影响。镜片中心区域设有一个透明圆孔，周围环绕着点扩散区域。中心圆孔提供清晰的中心视野，而周围的点扩散区域则可降低视网膜周边的成像清晰度，从而在相邻视锥细胞之间产生较低的信号传导差距，同时保持中心视力和功能性周边视力，达到近视控制的目的。

特点：属于单光眼镜，不影响合并轻度斜视者配戴。

（5）多元透镜离焦分区优化技术镜片

该镜片是一款"防、控"并举的离焦功能性镜片（图 7-2-5）：在强化干预视网膜近视离焦最敏感的区域应施尽施，采用不同密度、不同大小、加光量合理设计的离焦透镜，强化近视管理效果；平衡追求优异视觉质量、提升患者依从性；应放尽放，放射线状阵列排布的离焦透镜，除镜片光学中心区外，往周边透镜密度逐渐降低，透镜的直径逐渐增大，构成了可清晰视远的适宜处方焦度区域，保障配戴者可持续、动态获取清晰舒适的视觉质量，显著提升他们戴镜依从性。同时，该镜片更加符合眼球生理结构和光学诱导的近视离焦减缓眼轴

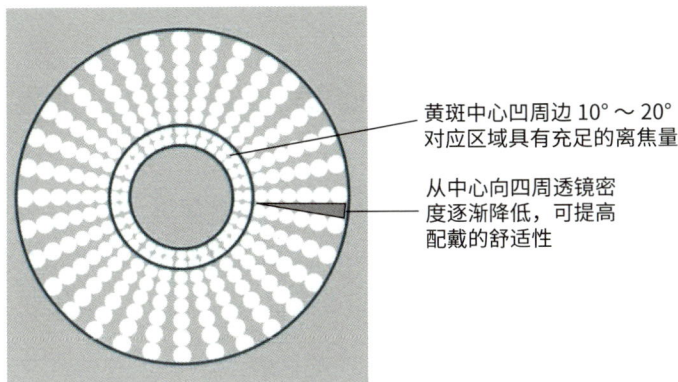

黄斑中心凹周边 10°～20° 对应区域具有充足的离焦量

从中心向四周透镜密度逐渐降低，可提高配戴的舒适性

图 7-2-5　多元透镜离焦分区优化技术镜片示意

增长的信号反馈机制，因此配戴感受舒适，适应期较短。

这种镜片采用多元透镜离焦分区优化技术，在黄斑中心凹周边 10°～20° 范围所对应的镜片区域，增加透镜密度（越靠近中心，透镜密度越高），通过透镜的放射线排布，在提高离焦总量的同时，仍能够保持清晰的视觉效果。

适用人群：近视前期、远视储备不足、眼轴偏长的孩子。

对近视前期青少年的干预，需考虑个性化差异，以做到更好的近视防控的前移。正度数的奥拉离焦镜片的出现，照顾到了远视储备不足的孩子，真正做到了近视防控的前移。

值得注意的是，光学矫正眼镜并不能治愈近视，只能起到控制近视度数增长的作用。因此，配戴者需要定期进行眼部检查，并根据医生的建议选择合适的镜片类型和度数。此外，配戴者还应注意保持良好的用眼习惯，避免长时间近距离用眼和过度用眼。

◉ 第三节 什么是低浓度阿托品滴眼液？

阿托品（化学式 $C_{17}H_{23}NO_3$）为竞争性毒蕈碱型受体（M 受体）阻断剂。随着浓度增加，可依次出现抑制腺体分泌、瞳孔散大、心率加快、调节麻痹、胃肠道和膀胱平滑肌抑制表现，大剂量使用可导致中枢神经系统症状（患者表现为烦躁不安、多言、谵妄甚至昏迷），在眼科领域主要是用于解除平滑肌痉挛，达到瞳孔散大、调节麻痹的作用。

早在 20 世纪 70 年代，即有关于阿托品滴眼液在近视防控中应用的报道。到目前为止，阿托品滴眼液仍是唯一经循证医学验证能有效延缓近视进展的药物。阿托品滴眼液的近视控制效果呈现浓度依赖效应，高浓度阿托品滴眼液对近视的控制效果可高达 60% ～ 96%，但其存在严重畏光、近视力下降等不良反应及停药后反弹效应。为兼顾阿托品滴眼液的有效性和安全性，更适宜浓度的阿托品滴眼液的近视防控效果吸引了更多关注，是研究的热点。一些研究也指出 0.01% 阿托品滴眼液的近视防控效果可达 27% ～ 83%，具有较小的不良反应和停药后反弹效应，同时对近视控制具有累积效应。因此其可能是现阶段延缓儿童青少年近视进展的合理浓度。阿托品滴眼液的近视防控效果还受到其他因素的影响，如年龄、近视进展速度等，对于部分对 0.01% 阿托品滴眼液应答不良的儿童，可以考虑选择较高浓度的（如 0.02%）阿托品滴眼液来达到同样的近视防控效果。目前，关于不同浓度（包括 0.01%、0.02%、0.025%、0.05%）阿托品滴眼液对近视防控作用的研究仍在探索中。

（1）有效性

《低浓度阿托品滴眼液在儿童青少年近视防控中的应用专家共识（2024）》发布，其指出 0.01% 阿托品滴眼液可作为低浓度阿托品延缓近视进展的基础浓度。可联合光学手段，进一步提升近视控制效力。与单独使用角膜塑形镜或离焦眼镜相比，联合 0.01% 阿托品滴眼液可分别使眼轴控制效果提升 28% 和 32%。对于年龄较小、初始等效球镜度数较高、近视进展速度较快的儿童，可较早行联合治疗。

（2）安全性

不论是随访 5 年的前瞻性研究，还是至少停药 10 年的回访研究，均未发现与药物使用相关的严重不良反应，在循证依据的基础上进一步肯定了 0.01% 阿托品滴眼液的长期安全性。

（3）使用期限

0.01% 阿托品滴眼液建议连续使用 2 年，第 2 年的疗效更好。如果近视患者使用阿托品滴眼液第 2 年的屈光度年进展小于 25 度，则停药才是合理的。

国家药品监督管理局批准的 0.01% 硫酸阿托品滴眼液用药适应证为：球镜屈光度 -4.00 ～ -1.00 D，散光 ≤ 1.50 D，屈光参差 ≤ 1.50 D，6 ～ 12 岁近视儿童。如果存在超说明书用药需求，应遵循《中华人民共和国医师法》第二十九条关于超说明书用药的规定及管理规范。

总之，目前阿托品滴眼液近视防控的临床应用是否需要根据应答反应调整用药浓度，仍需更高级别循证证据。

🔍 第四节　什么是光生物调节疗法？

光生物调节疗法是应用不引起人体组织不可逆损伤的功率密度和能量密度的激光进行照射治疗的方法的统称。其作用机制是利用激光的生物刺激作用改善并修复人体机能，达到治疗目的。重复低强度红光（repeated low-level red-light，RLRL）照射是光生物调节疗法中的一种，也是市面上常说的哺光仪，其是一种采用低强度红光对双眼进行非接触性反复照射的辅助儿童青少年近视治疗方法，被广泛用于儿童弱视的治疗且效果明确。

RLRL 照射辅助治疗儿童青少年近视的原理尚未被完全阐明。目前临床研究显示，接受 RLRL 照射的儿童青少年脉络膜厚度增加，推测其可引起脉络膜血流增加，进而增加脉络膜厚度、血液循环及供血量，有助于改善近视患者眼底相对供氧不足的问题，抑制近视患者眼轴过快增长，从而起到控制近视进展的作用。

👁 1. 研究证据

一项为期 1 年的上海市眼病防治中心"低强度红光用于儿童近视前期的临床研究"发现，相比于对照组，应用红光的干预组近视进展减缓 0.41 D（41 度，53.9%），眼轴缩短 0.17 mm（36.2%），提示低强度红光可以有效控制中低度儿童近视进展且未发现有功能性或结构性损伤，该研究结果发表在 *JAMA Network Open* 上。另一项为期 1 年的多中心"低强度红光治疗高度近视的随机对照研究"发现，干预组眼轴缩短了 0.06 mm，近视回退 0.10 D（10 度），其中 53.3% 的儿童眼轴未增长，对照组眼轴增长了 0.34 mm、球镜增长 0.75 D（75 度），该研究结果发表在 *Ophthalmology* 上。

2.RLRL 照射适用范围

RLRL 照射须在眼科医生诊疗基础上按照处方使用。根据现有红光照射设备获批的医疗器械注册证的说明，RLRL 照射的适用范围为 3 ~ 16 岁近视相关儿童青少年，宜用于近视度数快速进展（≥ 0.75 D/年）且对其他防控方案不敏感者，3 ~ 6 岁儿童应该在医生指导下谨慎使用，不宜用于未近视儿童的常规预防。如需进行规范性的临床研究，应经伦理委员会审查批准并经受试者及其监护人知情同意，这种情况下可放宽受试者的年龄上限和屈光度范围。

3.RLRL 照射禁忌证

有光过敏史、黄斑疾病、中重度干眼、角膜疾病、白内障、玻璃体视网膜疾病、感染性结膜炎、葡萄膜炎、视神经受损、先天性视神经发育异常或其他眼部疾病者禁忌应用 RLRL 照射，以免造成严重的眼组织损害、炎症加重或复发、严重的不良反应。此外，有自身免疫性疾病（包括红斑狼疮、皮肌炎、干燥综合征等）、全身性疾病（如高血压、白化病等）、其他疾病（既往惊厥病史、抽动症、中枢神经系统发育不完善、银屑病与癫痫和精神心理疾病等）的儿童及正在使用低浓度阿托品滴眼液进行近视控制或应用睫状肌麻痹药物进行验光检查的儿童也不宜使用 RLRL 照射。

4.RLRL 照射方法及剂量

RLRL 照射应在自然瞳孔状态下使用。根据目前临床研究报道，RLRL 照射频次每天不应超过 2 次，每次不应超过 3 分钟，2 次治疗的间隔要在 4 小时以上。鉴于"每天 2 次、每周 5 天照射方案下，依从性达 75% 以上时，延缓近视进展效果已达 87.7%"的情况，在每天 2 次使用的情况下，每周照射不应超过 5 天，即每周累积使用不宜超过 10 次，应以达到有效近视控制（如照射后 6～12 岁儿童每年眼轴增长小于 0.25 mm 或每年近视屈光度增长少于 0.50 D）的最低频次和剂量为准则；可通过规范性临床研究，观察儿童青少年个性化间断使用 RLRL 对近视控制的有效性。RLRL 控制近视过程中应有具体措施和方案，并在设备中进行合适的参数设置，确保使用频次和时长不超过设备说明书确定的频次和剂量。

5. 眼部检查项目及照射频次

在使用 RLRL 照射前及使用过程中应定期检查照射眼。RLRL 眼部照射前和复查时检查项目包括视力（裸眼视力、矫正视力）、色觉、眼压、眼位、裂隙灯显微镜下眼前节表现、屈光度、眼轴长度、角膜曲率、眼底彩照及黄斑部 OCT 影像（包括脉络膜厚度）。有条件的情况下应加查下列项目：调节功能、集合功能、三级视功能（同时视、融合视、立体视）、泪膜破裂时间、泪液分泌试验、对比敏感度、黄斑部光学相干断层扫描血管成像（optical coherence tomography angiography，OCTA）、中心视野、微视野及多焦视网膜电图（multifocal electroretinography，mfERG）。初次使用 RLRL 照射后应在 1 个月内复查，之后至少每 3 个月复查 1 次。使用过程中还应注意记录后像反应（使用后眼前有彩色光圈）时长和其他不良情况。

6. 设备选择及使用功率

RLRL 照射应选择已获得国家药品监督管理局二类医疗器械注册证的设备，设备说明书表明的适用范围应明确包括近视辅助治疗。按照《医疗器械监督管理条例》规定，设备说明书应注明光源性质、波长、功率。设备应具备安全性与有效性，且有基础研究和临床研究数据的证据支撑。

目前已发表的临床研究报道的 RLRL 照射仪器光源输出功率多为（2.0±0.5）mW，应在不高于 0.39 mW 或国家药品监督管理局关于设备批件规定的输出功率下使用。RLRL 照射应按照国家强制标准（GB 7247.1—2012）在自然状态瞳孔直径下进行，人眼功率（即进入瞳孔的光功率）不应高于 0.39 mW。人眼功率和激光发射功率没有直接关系，可通过在目镜位置测量到的功率密度和瞳孔直径进行测算，如目镜处的功率密度是 2 mW/cm^2 时，瞳孔直径 4 mm 状态下人眼功率约为 0.25 mW。在使用期限内设备厂商应定期对设备功率进行检查和校准，确保其功率符合相应标准。

◉ 7. 不良反应

目前，RLRL 照射辅助治疗近视的 1 年研究周期内尚未有眼组织功能性和结构性损伤的报道。迄今为止，长期 RLRL 照射是否会造成眼部结构与功能损害尚不可知。鉴于相关干预的安全性证据尚待持续研究，应在随访中尽可能增加黄斑部 OCT 影像（包括脉络膜厚度）及 mfERG 等敏感指标的检查，以最大限度确保照射眼的安全。

RLRL 照射过程中可出现后像反应，个别儿童青少年因照射后后像时间过长不能耐受，根据目前临床经验，一般后像反应时间在 6 分钟以上才消失者须密切关注。如照射眼反复出现后像时间延长情况，应记录后像呈现时长并在专业医生指导下检查眼底功能及结构（如 mfERG、黄斑部 OCTA、视野及黄斑部 OCT 等），及时调整照射频次或剂量，必要时停止照射。

此外，还曾出现眼睑皮肤过敏、红光刺眼不能接受 RLRL 照射的个案。

罕见（初步估计约 1/2 万）在红光照射过程中因后像时间长检查时发现椭圆体带断裂和中心暗点者，若出现这种情况应及时终止治疗并就医，这是否与红光照射存在相关性尚需要进一步研究。

以上情况均为专家组成员的个人经验和建议，尚未见发表的研究报道。由于目前关于 RLRL 照射后不良反应的报道较少，长期重复低剂量红光照射是否会产生累积的视网膜结构损伤或导致视网膜电生理、视野、对比敏感度和色觉等功能改变，有待进一步研究和长期观察。

◉ 8. 终止治疗

RLRL 照射辅助治疗近视过程中如出现后像时间异常、短期视力严重下降、持续眼前光晕、暗点、任何视网膜结构损伤，或者视网膜电生理、视野、对比敏感度或色觉的改变等情况应停用。此外，医生应嘱患者，当眼部有不适时应停止照射并及时咨询医生。RLRL 照射辅助治疗近视过程中无效或效果不佳者（近视屈光度快速增长，速度 ≥ 0.75 D/ 年），须经医生判断并改变治疗方案。使用 RLRL 照射方法度过儿童近视快速进展期后可考虑停止使用。考虑停用时可逐步减少使用剂量，停用后第 1、第 3 个月宜进行眼轴监测，观察期不应少于半年。

◉ 9. 与其他方法联合应用的问题

关于 RLRL 照射与其他措施联合应用问题，2022 年《重复低强度红光照射辅助治疗儿童青少年近视专家共识》建议：① RLRL 照射不能替代户外活动，户外活动对预防儿童青少年近视和促进整体身心健康具有正向作用，但 RLRL 照射控制近视可与户外活动干预同时实施。②鉴于阿托品滴眼液具有一定扩瞳效果，使进入眼内的红光剂量不可控，目前在没有循证证据支持的情况下不建议二者联用。③角膜塑形镜、单焦框架眼镜、离焦设计的框架眼镜或软性 / 硬性透氧性角膜接触镜的使用，理论上不会引起 RLRL 照射剂量发生变化，可联合应用，但需在专业医务人员指导下使用。配戴角膜接触镜者宜摘取后再进行RLRL 照射。

第五节　什么是后巩膜加固术？

病理性近视（pathological myopia，PM）是常见致盲性眼病之一。病理性近视以屈光度增加、眼轴增长和后巩膜葡萄肿为特征。随着眼轴不断增长，病理性近视患者后极部各层组织放射状牵拉黄斑区毛细血管，导致 Bruch 膜营养障碍或破裂并影响后极部脉络膜视网膜微循环，引起后极部脉络膜视网膜慢性损伤，进而发生退行性病变，即高度近视视网膜病变。高度近视视网膜病变易并发近视性脉络膜新生血管（choroidal neovascularization，CNV）、黄斑裂孔和黄斑劈裂等。这些并发症可导致严重视力损伤甚至致盲，严重影响患者的生活质量。

后巩膜加固术（posterior scleral reinforcement，PSR）作为控制病理性近视发展的治疗方法，有着重要的临床意义。其采用异体巩膜、同源阔筋膜、牛心包等加固材料，对眼后极部薄弱处巩膜局部施加向前的压力，以阻止眼球沿轴向生长，延缓后巩膜葡萄肿形成，并同时通过刺激巩膜产生炎症反应和生成肉芽、新生血管及瘢痕等，使加固材料与巩膜融合，从而改善视网膜、脉络膜血供，促进视细胞新陈代谢和局部修复重建。

1. 常用术式及加工材料

后巩膜加固术的术式包括圆片式法、注射法和条带法。圆片式法采用材料补片加强巩膜，多用于后极部无明显病变且近视度数超过

600 度的患者。注射法是将聚乙烯吡咯烷酮凝胶等制剂注入眼球后，通过注射材料的凝固作用增加后巩膜强度，从而阻止眼轴进行性增长的方法。以上两种方法虽然操作简单，但通常难以达到治疗要求。条带法包括 X 型、Y 型和单条带加固法。X 型和 Y 型术式作为早期手术方法，操作复杂且手术创伤较大、并发症较多。Snyder Thompson 单条带加固法是现今应用最为广泛的术式，是将单条状加固材料置于下斜肌与视神经之间，以加固后极部巩膜，包括黄斑加压型和加宽型加固带及联合玻璃体切除术等改良方法（图 7-5-1A）。

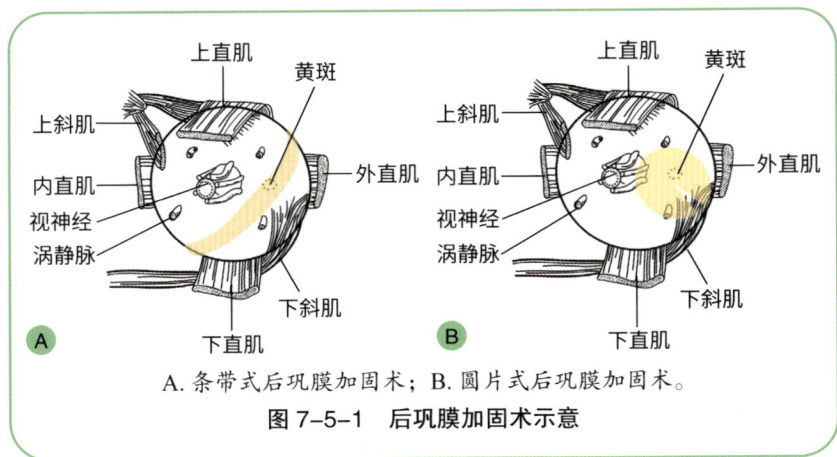

A. 条带式后巩膜加固术；B. 圆片式后巩膜加固术。

图 7-5-1　后巩膜加固术示意

　　加固材料包括生物性材料和合成材料。生物性材料可在相应组织上取材加工后直接使用，部分材料可引起轻度免疫排斥反应。生物性材料包括牛心包、异体巩膜、硬脑膜、脱细胞异体真皮等。其中牛心包近年在眼科已被用于角膜穿孔修补、义眼台植入和后巩膜加固术等手术，其生物耐受性和安全性良好。异体巩膜是同种生物性材料，与巩膜组织最为相近，但存在材料供给不足和强度不足等问题。近年出现的京尼平交联异体巩膜技术，可加强异体巩膜的强度和抗牵拉能力。脱细胞异体真皮早期可引起轻度免疫排斥反应，对胶原增生和巩膜重塑有一定影响。合成材料包括人工心包补片、聚酯纤维网等，其组织相容性有待进一步研究。

👁 2. 适用人群

近视增长速度快、近视控制效果不理想的儿童青少年适用图 7-5-1B 圆片式后巩膜加固术；成年人高度近视合并病理性改变、后巩膜葡萄肿、黄斑区视网膜劈裂、黄斑孔等，适用图 7-5-1A 条带式后巩膜加固术。

👁 3. 后巩膜加固术的疗效及并发症

有研究以未行后巩膜加固术的病理性近视患者为对照组进行对比，后巩膜加固术组术后等效球镜度数缓慢增长，增长速度显著小于对照组。各种类型加固材料的后巩膜加固术均可在数年内有效延缓眼轴增长。

结膜充血是后巩膜加固术后早期最常见并发症，其次为眼外肌受限而导致的复视、暂时性眼压升高，有部分研究报道术后会出现浅前房。早期并发症多在术后 6 个月内恢复。部分患者术后出现了轻度视觉扭曲或视物变形，持续 1 ～ 3 个月后可恢复。一项 meta 分析结果提示，后巩膜加固术后部分患者出现了威胁视力的并发症，如近视相关病变（脉络膜新生血管形成、局灶性脉络膜视网膜萎缩、后巩膜葡萄肿等）、黄斑出血。这些并发症将对眼部组织造成不可逆性损伤，需要有经验的术者在术中谨慎操作，在术后及时随访，以使并发症的发生率控制在较低水平。术后晚期并发症包括视网膜脱离、加压带移位脱出等，需要后续进行二期手术以复位视网膜或取出加压带再固定（图 7-5-2）。

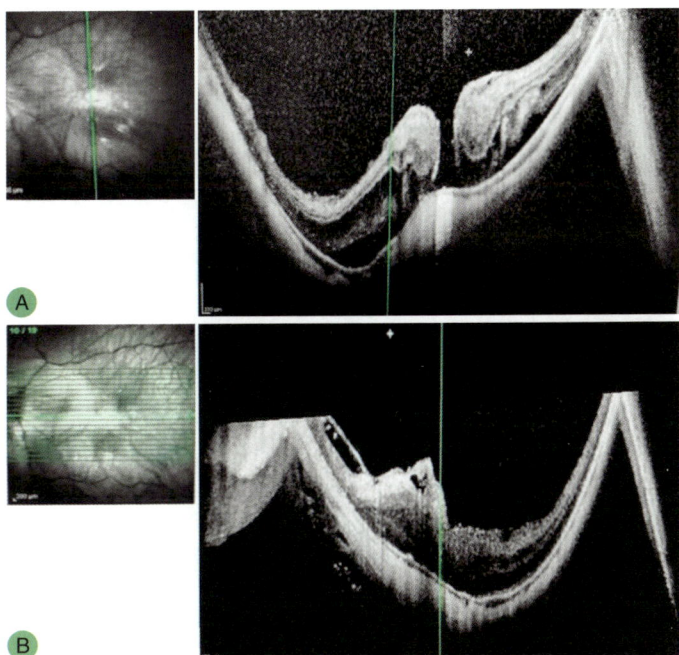

A. 术前 OCT；B. 术后 4 个月 OCT。

图 7-5-2　条带式后巩膜加固术后 4 个月黄斑孔愈合

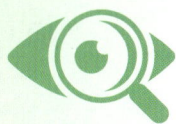

第八章
近视的管理

　　近视管理是针对近视患者进行的一系列预防和控制措施，旨在减缓近视的发展速度，提高视力质量，以及避免因近视而引发的潜在健康问题。这一管理过程通常包括定期的眼科检查、正确的用眼习惯培养、合适的视力矫正方法选择，以及可能的药物治疗或手术干预。

第一节　什么是屈光发育档案？为什么要建立屈光发育档案？

在眼睛的正常发育过程中，屈光状态会经历从远视向正视的转变。通常来说，3 岁儿童的远视度数大约是 2.00 D，8 岁时减少到 1.50 D，到了 12 岁则进一步减至 1.00 D。随着孩子的成长和眼轴的增长，他们的远视储备逐渐减少。这是一个自然的过程。当外部的平行光线进入眼睛并精确地聚焦在视网膜的黄斑区时，这种情况被称作正视眼。如果眼球的发育导致眼轴过长，使得这些光线的焦点落在视网膜的黄斑之前，就形成了所谓的轴性近视。因此，如果一个孩子的远视储备不足，就更有可能发生近视，这被视为一种高风险状况。

当前，许多学者正结合儿童的年龄、屈光度及眼部其他参数，来预测发生近视的可能性。研究结果表明，幼儿园儿童的远视度数若低于 1.50 D，小学低年级学生低于 1.25 D，小学高年级学生低于 1.00 D，初中生低于 0.75 D，都是近视风险的信号，需要对这些年龄段的学生进行重点的近视预防和控制。而所谓的屈光发育档案，是指收集和管理包括年龄在内的个人基本信息、屈光度及眼部生物参数等数据的档案。建立和维护儿童屈光发育档案对于近视的防控至关重要，它是预防工作的基础。通过规范化地建立这些档案，我们能够准确地发现处于高度近视风险的学生，并将他们作为核心关注对象，尽可能找出导致风险的因素，从而有针对性地采取措施降低近视的发生率。对于已经发展成近视的学生，主要的任务则是控制近视的进展。

🔍 第二节 怎样建立屈光发育档案？

建立屈光发育档案有两种形式：普查建立儿童屈光发育档案和规范化建立儿童屈光发育档案。规范化建立儿童屈光发育档案更强调记录个体的准确验光结果。以下是建立规范化儿童屈光发育档案的要点。

利用信息化系统，完善个人信息、屈光度、眼部生物参数等的收集和管理，依靠大数据技术进行数据共享，这是建立规范化儿童屈光发育档案的基础。

在建立儿童屈光发育档案的基础上强调对个体进行准确验光，在群防群控的同时，有效精准筛选出近视高危学生，并对其进行有针对性的信息保存和详细分析，进行有的放矢地重点防控，是降低近视患病率的重点。正确判断近视高危的关键在于准确验光。准确验光是指满足以下 2 个基本要素的验光检查：①眼球调节处于静止状态；②使用平行光线进入眼内。

使用睫状肌麻痹滴眼液才可使眼球调节处于静止状态，用药后会出现瞳孔散大，故该方法称为散瞳验光。

准确验光应使用国际通用的 5 m 视力表，以保证平行光线进入眼内。

第三节 屈光发育档案包括哪些数据？

屈光发育档案是一种详细记录个体视力状况和眼部健康的重要文件，它涵盖了多个方面的信息，以便为眼科医生提供全面的参考数据。首先，屈光发育档案包含了基本的个人信息，如年龄、性别和姓名等，这些信息有助于识别档案的所有者，并为医生提供初步的背景信息。

在屈光发育档案中，筛查性屈光度是一个重要的组成部分，它记录了个体在不同时间点的视力状况。这些数据可以帮助医生了解患者的视力变化趋势，从而制订更为合适的治疗方案。

此外，眼部生物参数也是屈光发育档案的关键内容。该参数包括眼轴长度、角膜曲率、晶状体厚度等具体数据，它们对于评估患者的视力状况和预测视力发展趋势具有重要意义。关于这些眼部生物参数的具体数据，可以在第二章第三节中找到详细的解释和说明。

为了确保儿童视力的健康发展，规范化建立的儿童屈光发育档案不仅包含了上述信息，还特别包括了散瞳验光的屈光度。散瞳验光可以揭示潜在的视力问题，并有助于医生为儿童制订更为精确的治疗方案。目前还有一种设备：多光谱屈光地形图（multispectral refraction topography，MRT），它基于视网膜周边离焦原理，可在 2.8 秒内生成多光谱眼底屈光地形图，展示视网膜屈光状态，帮助医生评估患者近视现状、预测发展趋势及风险，并用于监测高度近视的早期眼底损伤。

　　总之，屈光发育档案是一个综合性的记录工具，它为眼科医生提供了丰富的信息，以帮助医生诊断和治疗视力问题。通过对个人信息、筛查性屈光度、眼部生物参数及散瞳验光屈光度的详细记录，屈光发育档案为维护个体的视力健康发挥了重要作用。

👁 第四节　眼轴长度是让你恐慌的近视数据之一吗？

经常会有家长咨询：我孩子才 5 岁，眼轴都 23.1 mm 接近成人了，肯定近视了吧，怎么办？言语里都是焦虑。眼轴确实和近视密切相关，但绝非眼轴长就一定是近视！

眼轴是眼球的前后径距离，即角膜顶点到视网膜的距离。眼球发育的过程是眼轴增长的过程，也是远视状态正视化的过程（见第一章第三节和第四节）。在眼球的发育过程中，眼轴每增长 1 mm，屈光度正视化漂移 2.00 ~ 3.00 D（200 ~ 300 度）。眼轴长度是近视形成的重要因素之一，且同一个人的眼球发育过程中，眼轴越长，近视越深，度数越高。成人眼轴大于 26 mm 就可以诊断为高度近视了。儿童眼轴数据还要小一些。因此在近视的控制中眼轴是一个重要的监控指标。眼轴长度的变化就像儿童身高一样，眼轴长度长得越快，近视度数就长得越快。所以关于近视的防控我们重点关注的是眼轴的变化。儿童发育期，通常正常儿童眼轴 1 年长 0.2 mm 是合理的，长 0.3 mm 以上可能是近视发生的危险信号，需定期监测。对于已经近视的儿童，更要控制在 0.2 mm 以内。近视控制的目标就是控制眼轴长度，眼轴长度控制住了，高度近视就少了，高度近视引起的并发症基本也就减少了。

在《眼轴长度在近视防控管理中的应用专家共识（2023）》列

出的 3 ~ 18 岁末近视儿童青少年眼轴长度参考范围（表 1-4-1、表 1-4-2）中，我们可以看到某一年龄儿童的眼轴长度是一个范围，而且有性别差异，并不是一个具体数值，所以，不同个体，眼轴正常值仅供参考，人与人之间存在个体差异，不能一概而论，也不能单靠眼轴长度就判断是否近视。

判断一个人是否近视，除了看眼轴，还要看角膜曲率和晶状体的屈光度。同样的屈光度，不同的角膜曲率，对应着不同的眼轴标准长度。相同的屈光度条件下，角膜曲率越平坦，眼轴的长度就越长；角膜曲率越陡峭，眼轴长度就相对越短。简言之，同龄孩子，眼轴不同、曲率不同，但屈光度可能一样。比如两个 5 岁的存在同样生理性远视的儿童，A 儿童的眼轴是 23.1 mm，角膜曲率是 40.00 D，而 B 儿童的眼轴是 22.2 mm，角膜曲率是 44.00 D。晶状体也是屈光间质之一，每个儿童的晶状体屈光度都在随自身眼球的发育不断发生变化，目前对儿童晶状体屈光度测算仍不明确。

总体来说，在儿童正视化发育过程中，眼球前后径逐渐变长。角膜和晶状体的形状逐渐变得更平，导致屈光度减少。因眼轴的变化较角膜曲率和晶状体形状的变化更突出，所以其在检查近视中被广泛使用。

家长没必要因自家孩子眼轴比别人长就焦虑，也没必要因为远视储备量的不足就彻夜难寐，而是要定期、动态监测孩子眼球各项数据发育情况，客观地掌握自己孩子的正视化过程，因为不是每个眼轴长的孩子都是近视，不是每个远视储备不足的孩子都会提早近视，只要方法得当，近视还是可防可控的。

🔍 第五节 不会认视力表的婴幼儿，怎么查视力呢？

　　双眼视觉发育的关键期在 0 ~ 3 岁，因此了解这一阶段孩子的视力如何、需不需要进行干预治疗，是非常重要的。不能总认为孩子不会认视力表，等大一些再说，否则会耽误发现孩子眼病和提高其视力的黄金阶段。

　　国家卫生健康委于 2021 年印发的《0 ~ 6 岁儿童眼保健及视力检查服务规范（试行）》指出，根据不同年龄段正常儿童眼及视觉发育特点，须为 0 ~ 6 岁儿童提供 13 次眼保健和视力检查服务。其中，新生儿期 2 次，分别在新生儿家庭访视和满月健康管理时；婴儿期 4 次，分别在 3、6、8、12 月龄时；1 ~ 3 岁幼儿期 4 次，分别在 18、24、30、36 月龄时；学龄前期 3 次，分别在 4、5、6 岁时。并明确指出 4 岁及以上儿童应进行"E"视力表（国际标准视力表或标准对数视力表）检查。据临床观察，孩子 3 岁时家长就可以教孩子指认"E"视力表了。那对于不会表达和难以配合的儿童我们就没招了吗？

👁 1. 定性评估视力

　　定性评估相对粗略，大概评估儿童双眼视力是否正常一致，操作相对简单，适合儿童保健科筛查，当然家长在家也可自己操作评估儿童视力。

（1）光照反应检查（新生儿满月）

评估新生儿有无光感。将手电灯快速移至婴儿眼前照亮瞳孔区，若婴儿出现反射性闭目动作则为正常，表明婴儿眼睛有光感。

（2）红球试验（3月龄时）

评估婴儿眼睛追随及注视能力。在婴儿眼前 20 ~ 33 cm 处，缓慢移动一直径为 5 cm 左右的红色小球，婴儿表现出短暂寻找或追随注视红球为正常。

（3）视物行为观察（3月龄以上）

观察儿童日常视物时是否存在异常行为表现，如 3 月龄不与家人对视、对外界反应差，6 月龄时视物明显距离近等（见第一章第三节）。

（4）单眼遮盖厌恶试验（6月龄及以上）

评估儿童双眼视力是否存在较大差距。分别遮挡儿童左眼、右眼，观察儿童行为反应是否一致。双眼视力对称的儿童，分别遮挡左眼、右眼时的反应等同；若一眼对遮挡明显抗拒而另一眼不抗拒，提示双眼视力差距较大。

2. 定量评估视力

定量评估较定性评估更精确，需要专业人员使用专业检查工具和手段，一般在正规专业医疗机构进行。

（1）视动性眼球震颤检查

视动性眼球震颤（optokinetic nystagmus，OKN）是指注视眼前连续、重复运动的物像时，产生的一种不随意、有节律的眼球摆动。检查方法是在儿童眼前转动黑白条栅，诱发视动性眼球震颤，评估视力。观察婴幼儿对不同宽窄条纹的反应，记录引起眼球震颤的最细的条纹，即儿童此时的视力。可用于测定 1 岁以内婴幼儿视力（图 8-5-1）。

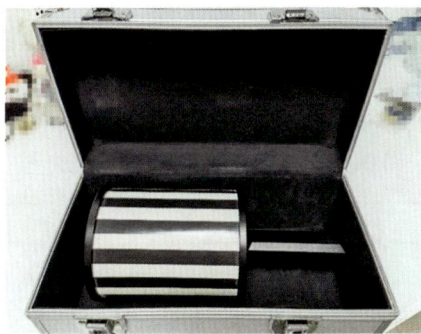

图 8-5-1 视动性眼球震颤仪

（2）优先注视法（偏爱观看法）

相比均匀一致的灰色图板，婴儿更喜欢观看有图案（黑白条纹）的图板（图 8-5-2）。在安静、背景均匀一致的环境下，检查者一手拿均匀一致的灰色图板，一手拿黑白条纹图板，交叉放置，突然双手分开，婴儿的目光会随着黑白条纹图板移动。

（3）图形视力表

使用儿童熟悉和喜爱的各种图形来检查视力（图 8-5-3）。按照视角的大小设计，测定方法同"E"视力表检查。适用于 2 岁以上的孩子。

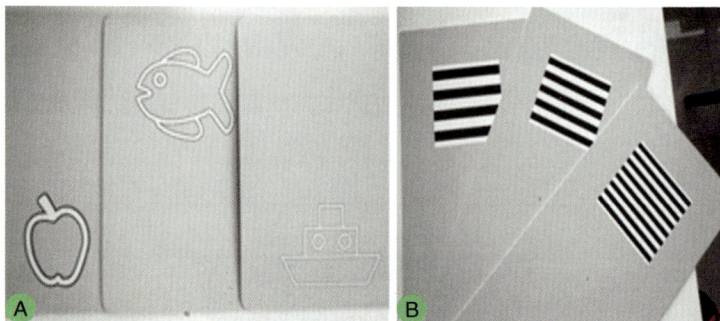

A.Cardiff 视力卡；B. 条栅视力卡。

图 8-5-2　优先注视法的两种视力卡

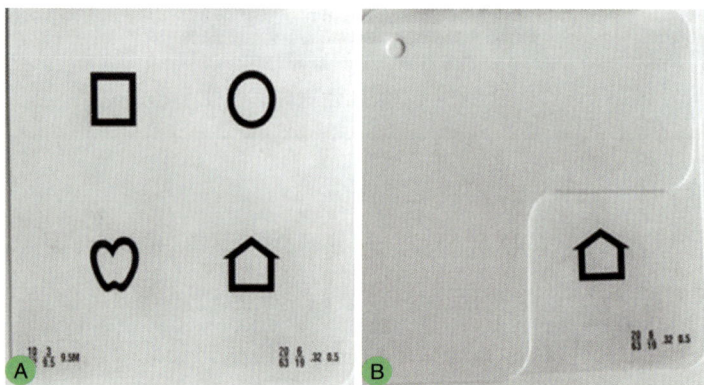

图 8-5-3　图形视力表：Lea Symbols 视力卡

（4）视觉诱发电位

视觉诱发电位（visual evoked potential，VEP）是一种反映视觉系统功能的检查方法。它通过在患者的头皮上放置电极，记录大脑对视觉刺激（如闪光、条纹等）的反应，从而评估视觉通路的功能状态（图 8-5-4）。视觉诱发电位检查是一种无创性、无痛的检查方法，适用于各种年龄段的患者。它可以帮助医生诊断和监测多种视觉系统疾病，如视神经炎、视神经病变、视网膜病变、脑部疾病等（图8-5-4）。

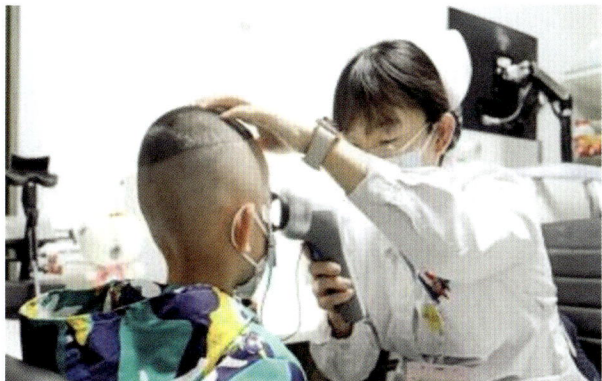

图 8-5-4 视觉诱发电位检查

第六节 0～6岁儿童眼保健管理内容有哪些？

2018 年国家卫生健康委连同教育部等 8 个部门，在制定儿童青少年近视防控实施方案时，明确提出要对 0～6 岁儿童眼保健和视力检查工作严格要求，做到早监测、早发现、早预警、早干预。0～6 岁是儿童眼球和双眼视觉发育的关键时期，这段时间内儿童视觉发育情况会影响其一生的视觉质量。因此，0～6 岁是开展儿童眼保健及视力检查的重要时期。

根据不同年龄段正常儿童眼及视觉发育特点，须为 0～6 岁儿童提供 13 次眼保健和视力检查服务：新生儿期 2 次，婴儿期 4 次，1～3 岁幼儿期 4 次，学龄前期（幼儿园期间，4～6 岁）3 次。2 岁以上可增加屈光筛查，4 岁及以上儿童增加视力检查。

对筛查中发现的有影响视觉发育的严重眼病人群及弱视高风险人群应提出治疗或转诊建议，建档管理，随诊并追踪转诊结局。

筛查的同时应指导儿童监护人对儿童眼健康行为进行观察以便及时发现异常。管理内容详见《0～6 岁儿童眼保健及视力检查服务规范（试行）》。

👁 第七节　如何预测近视？

准确地预测近视并识别高危人群，及早进行有效的干预，有助于减缓近视发生、发展的速度，从而改善视力和生活质量，并减轻社会经济负担。在越来越多可用数据的推动下，预测近视的可行性越来越高，研究人员开发了各种类型的预测模型，以预测不同人群患近视或高度近视的风险。

目前关于近视的预测模型如下。

👁 1. 基于遗传因素的近视预测

通过分析父母近视状态（如无近视、单方近视或双方近视）可初步评估近视风险。近年，针对欧洲人群的全基因组关联研究（GWAS）整合了约 77 万个单核苷酸多态性（SNP）位点数据，构建多基因风险评分（PRS），其预测高度近视的受试者工作特征曲线下面积（AUC）达 0.78，接近临床应用阈值（AUC ≥ 0.8）。该研究为遗传预测模型的优化提供了重要参考。

👁 2. 基于屈光度的近视预测

研究表明，学龄期（6 ~ 8 岁）屈光筛查数据对近视发生的预测价值显著高于婴儿期（0 ~ 3 岁），其预测效能提升近两倍。因此，将学龄期的屈光筛查纳入早期的近视防控体系具有重要意义。

3. 基于眼轴、轴率比等参数构建的百分位数曲线的近视预测

基于眼轴、轴比率等参数构建的百分数曲线可有效预测近视发生风险及进展为高度近视的可能性。其中，眼轴百分位数增长曲线可作为进行性近视的动态监测工具（图 8-7-1）。

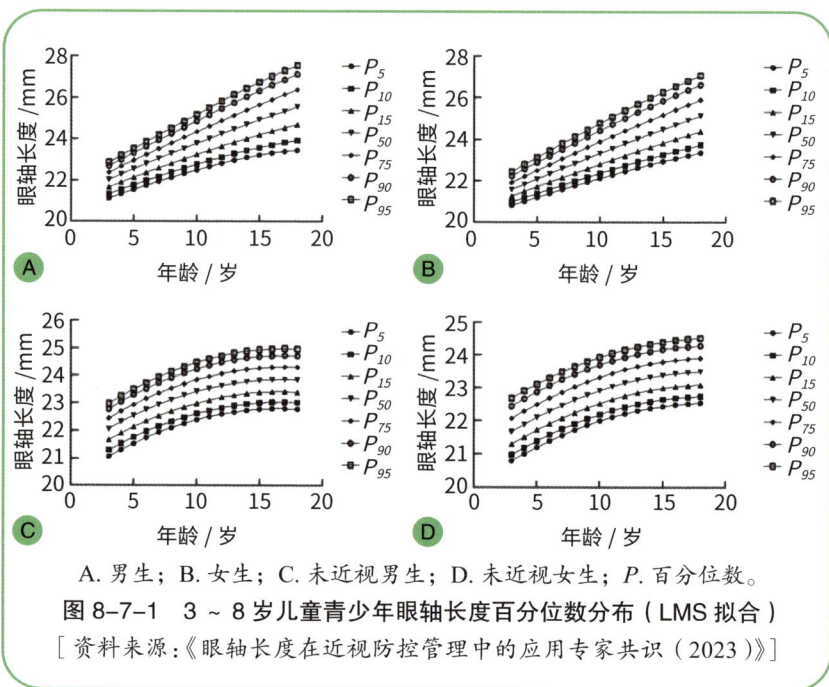

A. 男生；B. 女生；C. 未近视男生；D. 未近视女生；P. 百分位数。

图 8-7-1　3～8岁儿童青少年眼轴长度百分位数分布（LMS 拟合）

［资料来源：《眼轴长度在近视防控管理中的应用专家共识（2023）》］

4. 基于环境因素的近视预测模型

该模型通过系统性评估户外活动时长、用眼行为（学习坐姿、阅读习惯）、家庭背景（父母近视与教育水平）、学业负荷（作业时长、

辅导频率）、饮食习惯（如鱼类摄入）及电子设备使用等多维度因素进行近视预测。其综合预测 AUC 达 0.951，显示出较高的准确性。然而，单一环境指标（如室内活动时间、特定行为习惯）的独立预测作用及机制仍需深入探究，以明确其在近视发生中的具体权重。

近视预测已从单纯的"是否发生"转向更精准的屈光度预测，其模型构建依赖于海量临床数据支撑。随着电子病历系统的普及，大规模屈光数据集为研究提供了基础。近年来，人工智能（AI）技术——尤其是深度学习算法——在数据处理与模型构建中展现出显著优势。相较于传统统计学方法，AI 更擅长挖掘复杂非线性关系，不仅能分析显性数据，还能揭示潜在变量间的关联。例如，基于眼底照相和光学相干断层扫描（OCT）图像的 AI 模型已用于屈光度预测。

但需注意，近视发展的核心驱动因素仍是眼轴长度、角膜曲率及晶状体参数等生物指标的变化。未来，结合大数据与 AI 算法对眼部生物参数进行动态预测，有望构建更精确的近视防控模型，推动个性化干预策略的发展。

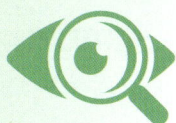

第九章
屈光不正与弱视

视力健康是孩子成长过程中不容忽视的重要课题。当发现孩子看东西模糊、频繁眯眼或抱怨视物疲劳时，许多家长的第一反应是"孩子可能近视了"。然而，视力不良的背后可能隐藏着复杂的原因——也许是常见的屈光不正，也许是可能影响终身视功能的弱视，这些问题都需要科学认知与及时干预。

在门诊中，许多家长看到"屈光不正"的诊断时会感到困惑：明明是弱视，怎么成了屈光不正呢？实际上，屈光不正（包括近视、远视、散光）与弱视并非对立，而是可能相互关联的视觉问题。

屈光不正是眼球光学系统的"物理性异常"，导致光线无法精准聚焦于视网膜；而弱视则是因视觉发育关键期缺乏清晰视觉刺激，引发大脑视功能发育滞后，属于"神经性视力低下"。屈光不正和弱视常互相影响，例如未矫正的高度远视或散光，会剥夺视网膜接收清晰信号的机会，最终诱发弱视。因此，诊断屈光不正后，需通过矫正视力（戴镜后视力）检查进一步筛查弱视，若戴镜后视力仍低于同龄标准，则需警惕弱视风险；若视力达标，则可通过科学配镜和定期复查防控弱视发生。

屈光不正是弱视的潜在"土壤"，而及时矫正屈光问题正是保护孩子视功能发育的关键。家长要科学认知二者关系，破除"视力差即近视"的误区，才能为孩子的清晰视界筑牢防线。

🔍 第一节　屈光不正有哪些？

　　在书写门诊病历时，家长经常发现孩子被诊断为屈光不正。"什么是屈光不正？我的孩子明明是近视，怎么就变成了屈光不正呢？"为了解答家长们的疑惑，接下来我们将详细解释屈光不正的概念。

　　屈光不正是指眼睛处于静息状态（即不进行调节，处于散瞳状态）时，外界的平行光线经过眼睛的屈光系统折射后，不能在视网膜黄斑中心凹处聚焦，从而无法产生清晰的物像，这是一种非正视状态。儿童常见的屈光不正主要包括近视、远视、散光（图 9-1-1）和屈光参差。

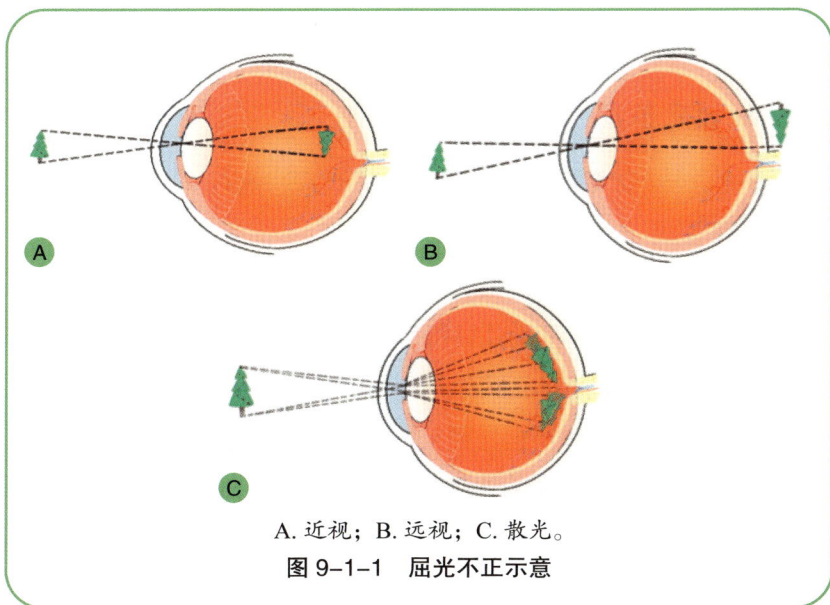

A.近视；B.远视；C.散光。

图 9-1-1　屈光不正示意

1. 近视

在眼睛不进行调节的情况下，平行光线经过眼睛的屈光系统折射后，聚焦于视网膜前方，这是正视化进程过快的结果。

2. 远视

在眼睛不进行调节的情况下，平行光线经过眼睛的屈光系统折射后，聚焦于视网膜后方，这是正视化过程中存在的屈光状态。正常情况下，儿童存在生理性远视，直到青春期才能达到正视状态。

3. 散光

眼球的屈光系统（包括角膜和晶状体）在不同方向上的屈光力不一致，导致光线无法在一个点上聚焦，从而出现视物模糊、变形等视觉问题。

4. 屈光参差

是指同一个体双眼的屈光程度（如近视、远视）和性质（如散光）不相同的屈光状态。

除了生理性远视以外，其他类型的屈光不正都属于不正常的屈光状态。6 岁以下学龄前期儿童最常见的屈光不正是远视和散光；而 6 岁以上学龄期儿童常见的屈光不正是近视和散光；屈光参差则可能在人的一生中任何阶段发生。当发现孩子存在屈光不正时，应及时到正规医院进行矫正，最常见的矫正方法是配戴框架眼镜。如果认为孩子还小，等长大以后再进行矫正，不及时干预，可能会导致弱视、斜视、病理性近视等问题，对孩子的一生造成严重影响。

第二节 孩子视力不好，一定是近视吗？

近年来，随着国家对近视防控的重视及近视防控科普的大力宣传，人们对"近视"越来越熟知。经常在门诊会听到这样的声音："医生，我家孩子视力不好，是不是近视了？"也有家长认为"视力不好肯定是近视，去医院就让戴眼镜，孩子还小，不能这么早戴眼镜，戴上就摘不掉了"。殊不知，除了近视，还有好多能"祸害"孩子视力的因素，如不及时治疗可能会导致孩子永久性视力丧失！

眼睛的结构精细复杂，任何能够影响眼睛清晰成像的病变均可导致视力变差。正常情况下，因视力是随着屈光系统和视网膜的发育逐渐发育成熟的，故不是所有人的正常视力都是 1.0。一般 6 岁以上儿童青少年裸眼视力可达 1.0。6 岁以下儿童，随着生长发育视力逐渐提高：新生儿视力仅有光感，1 岁视力可达 0.2，2 岁视力可达 0.4 以上，3 岁视力可达 0.5 以上，4 岁视力可达 0.6 以上，5 岁视力可达 0.8 以上。因此有一些家长认为的孩子"视力差"，很有可能是该年龄段孩子的正常视力。

儿童青少年视力不良的主要原因是屈光不正（见本章第一节），另一重要原因是弱视和斜视。

弱视是在视觉发育的关键期，由单眼斜视、未矫正的高度屈光不正、屈光参差及形觉剥夺引起的单眼或双眼最佳矫正视力低于相应年龄的视力；或双眼视力相差 2 行及以上，视力较低眼为弱视。6 岁前儿童患有屈光不正是发生弱视的常见原因，6 岁前也是弱视治疗的黄金时间，之后随着年龄增长，弱视治疗难度增大，成人弱视治愈的概率极低。

斜视是因为双眼视轴不平行，即注视目标时，双眼的焦点并不在同一位置，即日常我们所说的"斜眼"。

弱视和斜视可互为因果，但无论是弱视还是斜视，都会对双眼视功能造成影响。弱视和斜视如不及时给予治疗，可导致永久的视力低下，影响学习成绩、心理健康及将来职业选择等。

还有许多其他眼部疾病也可致儿童青少年视力不良，如先天性白内障、先天性上睑下垂、角膜病变、视网膜疾病等。其中先天性白内障、先天性上睑下垂是造成形觉剥夺性弱视的常见原因。角膜的病变可造成弱视，严重的角膜病变，如圆锥角膜，若不及时诊治，有致盲风险。一些儿童常见的视网膜疾病，如家族渗出性视网膜病变、早产儿视网膜病变、Coats 病等若不及时诊治可导致视网膜脱离，有致盲风险；更有甚者会患视网膜母细胞瘤，这是一种婴幼儿常见的恶性肿瘤，若不及时救治，可危及生命。

因此，如果发现孩子视力不好，家长一定要带孩子及时到正规医院眼科就诊，不能单纯以为孩子视力不好就是近视，近视就是戴一副眼镜这么简单，以免错过最佳治疗时机。

🔍 第三节 儿童散光在什么情况下需要矫正？

门诊经常会碰到家长很焦虑地说："医生，我家孩子才 1 岁，屈光筛查发现散光 200 度，怎么办呀？是不是得戴眼镜？"家长的心情是可以理解的，毕竟散光 200 度，属于高度散光。那我们有必要了解下儿童散光在什么情况下需要矫正。

之前我们介绍过儿童在生长发育过程中，屈光度也是在不断变化的。新生儿的角膜陡峭，散光的发生率高，散光的度数也相对高，0～3 岁是眼球快速发育的阶段，随着眼球的发育，散光度数会逐渐下降，4 岁时散光度数较稳定，之后变化很小。

我国《儿童屈光矫正专家共识（2017）》中建议：学龄前及学龄儿童（4 岁以上）屈光度 > 1.50 D 的顺规及逆规散光，屈光度 > 1.00 D 的斜轴散光需配镜矫正。需要矫正近视或远视同时伴有散光者，如散光屈光度 ≥ 0.50 D，需同时矫正散光；如果只伴有屈光度 0.25 D 散光，但矫正后视力明显提高者，也应给予矫正。初次就诊时，散光屈光度 ≥ 2.00 D 或随访时散光变化较大者应检查角膜地形图或使用眼前节分析系统以排除圆锥角膜的可能。当然，在临床上，我们也会根据孩子的裸眼远视力和相应的屈光度进行综合判断，给予家长合适的建议。

《儿童屈光矫正专家共识（2017）》对于 3 岁以下儿童散光需要配戴眼镜的建议见表 9-3-1。

表 9-3-1　3岁以下儿童散光需要佩戴眼镜的建议

类型	年龄		
	0～1岁	1～2岁	2～3岁
散光伴屈光参差 < 2.50 D／D	≥ 3.00	≥ 2.50	≥ 2.00
散光伴屈光参差 ≥ 2.50 D／D	≥ 2.50	≥ 2.00	≥ 2.00

　　因此，不是有散光就必须要矫正，而是根据年龄、裸眼视力及矫正视力来确定孩子要不要戴眼镜。

🔍 第四节 戴镜可以治愈散光吗？散光度数会加深吗？

当门诊医生和家长说孩子有散光需要戴镜矫正时，经常会有家长问："戴眼镜可以治好散光吗？散光的度数会不会像近视度数一样不断加深？"很遗憾，戴镜只是让孩子看得更清楚，并不能治愈散光，但值得庆幸的是，一般情况下戴镜后散光度数不会加深。

眼球在不同子午线上屈光力不同，不能聚集于同一焦点，形成两条焦线和最小弥散斑的屈光状态称为散光。通俗地讲，散光就是眼睛的角膜和晶状体发育不规整，也就是不能形成清晰的物像，物像旁会有"毛边"。散光患儿一般是天生就有，在 3 岁内变化明显，4 岁以后基本不再有大幅度的变化。

因此散光可以通过戴镜进行矫正，并逐渐提高患儿的视力。也有家长会说："既然散光变化不大，孩子这么小，不想戴眼镜，等长大再说吧。"这种想法是不正确的，孩子小，戴镜的目的不仅是矫正散光，更是让孩子的视力逐渐提升，达到同龄孩子的视力，这样随着生长发育，孩子的矫正视力才能达到正常水平。如果等长大再戴眼镜，孩子就有可能发生弱视，即便配戴最好、最贵的眼镜都不能达到正常视力，也不能通过手术来达到正常的视力，有可能造成永久的视力低下。所以需要戴镜矫正的散光，就一定要给孩子及时配戴眼镜，提高孩子的视力，防止弱视的发生。

散光是一种错误的屈光状态，目前还没有办法治愈，但是如果孩子通过戴镜视力达到正常水平，那么可以在孩子长大成人屈光状态稳定后，通过手术的方式矫正散光，轻松摘掉眼镜，获得清晰的物像。

一般情况下，散光是稳定的，虽然每次验光可能会有不同幅度的变化，或多或少，但幅度波动在 100 度以内是生理性变化和屈光度检查存在的误差导致的。当然也存在散光发生变化的情况：①主要见于圆锥角膜疾病，因为圆锥角膜是角膜的一种病理性改变，随着年龄增长，角膜的形态变得越来越不规则，而且会形成圆锥形态，所以会导致散光度数非常明显地增加，而且严重的会引起角膜穿孔；②孩子因存在长期未矫正的屈光不正、倒睫、视疲劳、睑缘炎等眼部慢性疾病，经常揉眼，按压眼球，可导致散光度数增加；③角膜或晶状体发生病变导致散光发生变化；④眼部外伤、眼部手术也可导致散光发生变化。

总之，散光一般情况下比较稳定，通过配戴眼镜矫正散光，可提高儿童视力，防止弱视发生，也为以后手术摘镜奠定好视力基础。

🔍 第五节　为什么戴上眼镜视力也不好？ 是不是弱视？

弱视（amblyopia）是儿童在生长发育过程中常见的眼病，是指在视觉发育期，由斜视、未矫正的高度屈光不正、屈光参差及形觉剥夺引起的单眼或双眼最佳矫正视力低于相应年龄儿童正常视力下限；另外，双眼矫正视力相差 2 行及以上时，视力较低眼为弱视眼。通俗地讲，弱视英文又称"lazy eye"，即弱视眼是一只很"懒惰"的眼睛，儿童时期因各种原因导致此眼看不清楚，所以儿童个体选择放弃用此眼观看目标，导致弱视眼在儿童长大成人后即便给予积极治疗矫正，仍然看不清物像。

调查显示，我国弱视患病率为 2% ~ 4%，若不能及时发现和治疗，错过视觉发育的关键期，有可能造成永久性视力低下，影响儿童将来的学业、职业、心理健康，这需要引起我们尤其是家长的高度关注。

因儿童的视力是在不断发育的，6 岁以下儿童视力未达到成人水平，因此视力评估不能一概而论。《弱视诊断专家共识（2011 年）》对不同年龄儿童的正常视力下限值规定：3 ~ 5 岁儿童为 0.5，6 岁及以上儿童为 0.7。

弱视的危险因素：遗传，家族中有弱视患者，孩子患有弱视的风险增加；早产儿、低体重儿容易发生弱视；孕期吸烟或酗酒，也可导致儿童弱视等。

1. 弱视的病因

1）屈光不正性弱视：主要见于未及时配戴矫正眼镜的高度屈光不正儿童，这些儿童患有双眼高度远视或散光，双眼矫正视力相等或接近，但低于正常同龄儿童。目前认为远视 ≥ 500 度，散光 ≥ 200 度，弱视的风险增加。

2）屈光参差性弱视：双眼屈光度数球镜相差 ≥ 1.50 D，柱镜相差 ≥ 1.00 D，度数较高眼更易出现弱视。

3）斜视性弱视：经常性固定某一只眼斜视，斜视眼更容易出现弱视。

4）形觉剥夺性弱视：因屈光间质混浊、先天性上睑下垂、人为遮盖某眼等因素导致的弱视，可为单眼或双眼弱视。形觉剥夺导致的单眼弱视较双眼弱视治疗效果更差。

2. 弱视的临床表现

1）可出现任何视力低下的表现：歪头视物、视物凑近、斜视、白瞳、"大小眼"等。

2）单眼弱视者可能无任何临床表现，日常生活很难发现，一般都是筛查时发现。

3）可识别单个视标，但多个视标排列在一起，难以区分，称为视觉的"拥挤现象"。

4）弱视者可能存在旁中心注视、对比敏感度差、视觉电生理异常等表现。

5）弱视不仅影响视力，还影响儿童的双眼视功能（通俗地讲，即双眼协作功能），导致儿童精细动作发育迟缓。

👁 3. 弱视的诊断

1）最佳矫正视力低于同龄儿童正常视力下限，或双眼矫正视力相差 2 行及以上。

2）排除眼部器质性病变。

3）患有与弱视相关的疾病：恒定性单眼斜视、高度屈光不正、屈光参差、形觉剥夺等。

具备以上 3 条可确诊为弱视。

👁 4. 弱视的治疗

弱视治疗效果与年龄相关，治疗年龄越小，效果越好，视觉发育的关键期是治疗弱视的黄金时间，若错过此阶段，可能造成终身视觉损伤。但并不是说错过视觉发育关键期就不能进行弱视治疗。只要患者有治疗的决心和信心，我们都应给予积极的支持和治疗。

1）戴镜矫正屈光不正：凡是因屈光不正导致的弱视，均应给予相应的屈光矫正。但屈光度数应根据患者有无斜视来制订相应的处方，不能根据验光度数直接进行配镜。

2）遮盖好眼，锻炼弱视眼：遮盖治疗是一种传统有效的弱视治疗方法，通过遮盖好眼，减弱好眼对弱视眼的抑制，增加弱视眼使用机会，从而提高弱视眼视力。值得一提的是，双眼均弱视，视力相近，不建议进行遮盖治疗。锻炼弱视眼还可选用精细目力训练（串珠子、描图等）、视觉刺激治疗（弱视治疗仪、视觉训练软件等，通过对比度强、空间频率不同的条栅等刺激视力提升）。

3）双眼视功能训练：弱视患者视力提升后，要进行双眼视功能训练，重建双眼视觉功能，进而达到理想稳定的治疗目标。双眼视功能训练包括调节功能训练、立体视功能训练、视知觉训练等。

总之，发现小朋友有很"懒惰"的眼睛，一定要及时唤醒它，让它积极勤奋地工作，这样小朋友才能拥有明亮美好的明天。

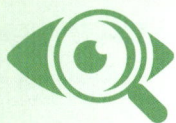

第十章

斜视

　　斜视是儿童常见病，发病率为 1% ～ 5%。斜视种类有很多，包括内斜、外斜、其他特殊类型斜视。按发病时间分为先天性和后天性。斜视类型不同治疗方法也不同。

　　斜视是指两眼无法同时注视同一目标，表现为一只眼睛注视目标时另一只眼发生偏斜。其发病率在儿童中约为 1% ～ 5%，我国儿童发病率约为 3%。按偏斜方向可分为内斜视（俗称"斗鸡眼"，眼球向内偏斜）、外斜视（俗称"斜白眼"，眼球向外偏斜，儿童以间歇性外斜视最常见）、垂直斜视（常伴歪头）及旋转斜视（需专业检查发现）。斜视多与先天发育异常、遗传、屈光不正（如远视或近视）等因素相关，若不及时治疗会导致立体视觉丧失、弱视及心理障碍。治疗需早期干预，调节性内斜视可通过配镜矫正，而非调节性内斜视及外斜视等一般需手术恢复眼位和视功能。

🔍 第一节　孩子看东西总是歪头是斜视吗？

在门诊中经常会有家长问：孩子总爱歪头斜着眼看东西，是不是斜视？其实歪头看东西和真正的斜视是两个不同的概念。斜视可出现歪头视物，但并不是所有的歪头视物都是斜视。

"斜视"是一只眼睛注视目标时，另一只眼睛发生了偏斜，也就是两只眼睛不能协调同时注视同一个物体。打个比方：右眼目视前方，左眼没有随着右眼一起注视前方，而是偏向外侧、内侧或者上方、下方，偏向外侧就是外斜视，偏向内侧就是内斜视（"对眼"），偏向上方是左眼上斜视，偏向下方是左眼下斜视（图 10-1-1）。

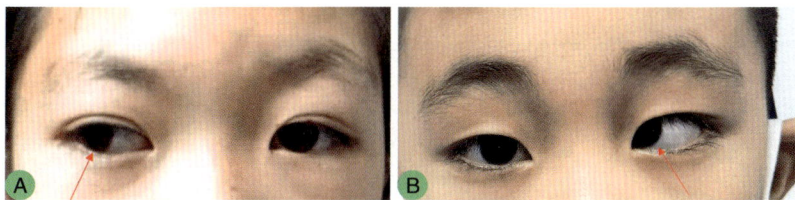

A. 右眼外斜视；B. 左眼内斜视。

图 10-1-1　斜视

斜视患者可出现歪头视物，这可能是一种代偿头位，是患者为了双眼协调注视或者为了避开视物重影（复视）而出现的一种持续性、恒定性歪头视物（即只喜欢将头偏向某一侧）。在临床中，比较常见的是上斜肌麻痹，患儿可表现为典型的头向左肩或者右肩倾的头位。

儿童歪头视物可分为两种情况。

1. 持续性、恒定性歪头视物

如果在孩子 1 岁以内就发现其持续性歪头视物，可以先到眼科就诊，检查是否为斜视引起的歪头视物（包盖患儿其中一眼，观察患儿歪头是否会好转；检查眼球运动是否正常），若包盖一眼，患儿歪头视物情况明显好转，同时检查出眼球运动异常，就可确诊斜视，应给予积极治疗。当然还应到骨科排除由颈部骨骼肌肉发育异常引起的斜颈。

另外，孩子倒睫或下睑内翻，也会出现持续性、恒定性歪头视物。比如：孩子右眼内眦部倒睫严重，孩子为了躲避倒睫对角膜的刮划，会选择视线向右、面向左转的头位。倒睫的孩子除了表现为歪头视物外，还会出现经常揉眼、畏光、流泪等情况（图 10-1-2）。

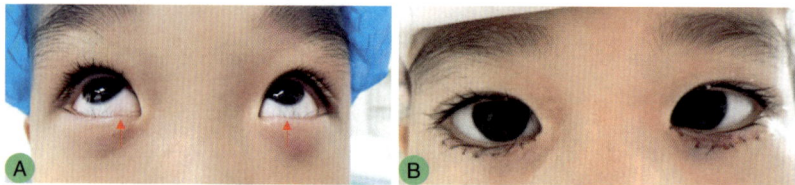

A. 术前；B. 术后。

图 10-1-2　倒睫

眼球震颤的孩子，可能会歪头寻找某个眼球震颤幅度较小（静止眼位）的位置，视物比较清晰。

如果有眼部器质性病变，比如黄斑病变、屈光间质不均匀混浊等，可导致中心视力不佳，患儿采用歪头的方式寻找更清晰的周边视力。

2. 间歇性、随意性歪头视物

绝大多数孩子歪头视物的症状是间歇性、随意的。较常见的原因是孩子存在屈光不正（近视、远视、散光、屈光参差），会通过歪头、眯眼等动作，来看清楚目标。

已经配戴眼镜的孩子，可能因为眼镜度数不合适、镜架变形、偏心等引起视物不清或眼部不适，从而出现歪头视物。

如果排除以上任何问题，孩子歪头视物情况不能改善，有可能只是不良习惯，家长可进行提醒纠正。

如果发现孩子出现歪头视物的情况，应及时到正规医院眼科就诊，进行视力、屈光、眼位等检查，根据检查结果进行对症治疗。

🔍 第二节 孩子还小，斜视能否等长大再治疗？

医生告知家长孩子患有斜视时，有些家长会认为孩子太小了，不配合，等长大后眼睛发育完整了，也懂事了，再治疗也不迟。真的是这样吗？

斜视是一种常见的儿童眼科疾病，表现为双眼不能同时注视同一目标，让别人无法得知患者正在注视哪个目标，最直观的危害是不美观。除此之外，斜视还有以下危害。

👁 1. 导致肌肉骨骼发育畸形

一些长期因斜视导致代偿头位（歪头、侧脸）的儿童，会出现全身肌肉骨骼发育畸形，比如脊柱侧弯、面部偏斜等问题。

👁 2. 导致弱视

儿童时期出现的单眼恒定的斜视，可导致患儿只使用视力较好眼注视目标，失用斜视眼，长时间失用斜视眼，可导致斜视眼视力低下，不能被屈光矫正，出现弱视。

◉ 3. 导致立体视功能受损

儿童斜视，双眼不具备同时注视同一目标的能力，因此双眼融像功能和立体视觉均受损。若同时患有弱视，会导致患儿双眼视力不均衡，双眼单视功能严重受损。双眼单视功能受损，会导致患儿不能进行精细工作，影响学习，长大后职业选择受到限制，比如驾驶、绘图、航空航天、军事、医学等专业，往往要求学生具备良好的双眼视功能。

◉ 4. 导致心理问题

患有斜视会让孩子感到自卑，影响他们的社交能力和人际交往。

因此，当发现孩子患有斜视时，一定要及时给予诊断和治疗，保证孩子能够健康、快乐地成长。

🔍 第三节 如何辨别真假"斗鸡眼"?

门诊经常会有妈妈带着孩子来问:"医生,看看我家孩子是不是'斗鸡眼',周围的邻居总问,尴尬得很。""斗鸡眼"是人们对"内斜视"的俗称,也有人称"对眼儿"。那妈妈说的"斗鸡眼"是内斜视吗?

在眼球发育的章节我们介绍过:新生儿的视力仅有光感,3个月才可以短暂注视,这时婴幼儿可能会因眼球发育不完善出现"内斜视"或"外斜视",6个月以上的婴幼儿一般眼球可协调运动,一般就不会再出现斜视。因此,6月龄前出现的短暂性的"斗鸡眼"情况是正常现象。

内眦赘皮,也是儿童中常被误认为"斗鸡眼"的一种情况。内眦赘皮是内眦部被垂直的半月状皮肤皱襞遮盖,皮肤皱襞遮挡太多鼻侧部分巩膜,让人视觉上产生"两个黑眼珠"离得非常近的错觉,被误认为是内斜视。通俗地讲,内眦赘皮是内眼角的眼白被皮肤遮挡,外观看起来给人"斗鸡眼"的错觉。内眦赘皮在亚洲儿童中非常常见,据统计,在单眼皮人群中,存在内眦赘皮的人高达70%,大多数内眦赘皮是先天性的,可遗传,如父母任意一方存在内眦赘皮,那么孩子就非常可能也有内眦赘皮。所以如果怀疑孩子是内眦赘皮,不妨观察下孩子的父母是否和孩子一样。内眦赘皮会随着年龄增长逐渐好转,如果长大后仍觉得内眦赘皮导致假性"斗鸡眼"严重影响外观,可通过手术矫正(图10-3-1)。

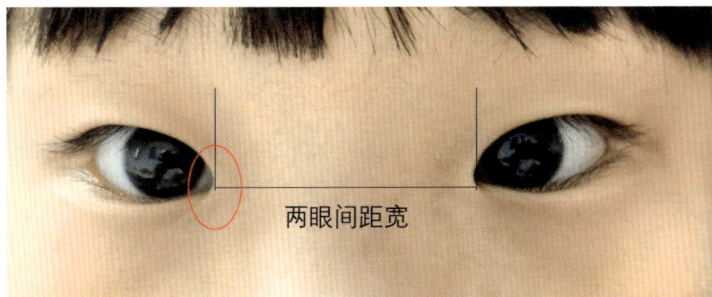

图 10-3-1 内眦赘皮：两眼间距宽，内眼角皮肤皱襞遮挡部分内侧巩膜

临床上还有一种情况，如果儿童存在负 kappa 角，也会有"斗鸡眼"的错觉。kappa 角（kappa angle）是指光轴与视轴的夹角，反映了瞳孔轴与视轴的偏离程度。光轴是眼球光学系统的理论轴线，穿过角膜顶点，位于瞳孔中心。视轴是实际注视目标与视网膜黄斑中心凹之间的连线，代表视觉信息传递路径（图 10-3-2）。儿童有负 kappa 角，瞳孔向内偏移，外观会让人产生内斜视的错觉（图 10-3-3），儿童有正 kappa 角，瞳孔向外偏移，外观会让人产生外斜视的错觉。另外，如果儿童存在 kappa 角，医生一定要警惕该儿童眼底是否有病变，因为有些眼底疾病可导致 kappa 角。

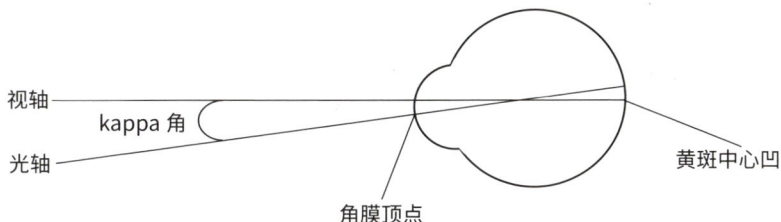

图 10-3-2 kappa 角示意

以上情况均是假性"斗鸡眼"，一般情况下不需要特殊处理，但需定期观察。

真性"斗鸡眼"即内斜视，是由遗传、发育、疾病、外伤等原因导致的双眼无法协调注视目标，表现为双眼位置的不对称，一眼注视目标，另一眼向内偏斜。内斜视可导致弱视、双眼视功能障碍，还会影响儿童情感、智力的发育，且发病年龄越小，影响越大。因此，应当及早发现并给予积极治疗。

如何快速简便地鉴别真假"斗鸡眼"？准备一个手电筒，打开手电筒，放置在儿童眼前约 33 cm 处，让儿童直视手电筒的光（如果孩子畏光明显，可以让其注视远处墙壁同等高度的目标），这时会在儿童双眼角膜（黑眼珠）上形成两个映光点，观察映光点在角膜的位置。正常情况下，两映光点均应落在瞳孔中央，如果映光点不在瞳孔中央，则可能存在斜视。

如果怀疑孩子存在"斗鸡眼"情况，家长可以通过以上方法进行简单的判断，但如果自己无法判断，建议到正规医院眼科检查确定，以免耽误真正内斜视的诊治。

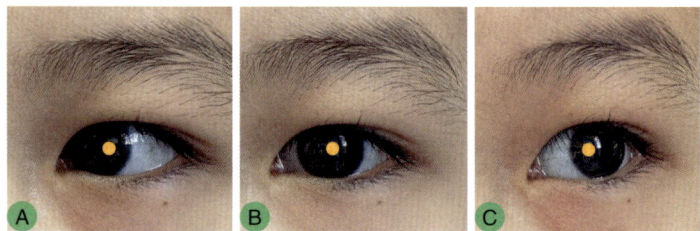

A. kappa 角 =-5°；B. kappa 角 =0；C. Kappa 角 =+5°。黄色的点表示角膜映光点。

图 10-3-3　kappa 角（以左眼为例）

第四节　内斜视怎么治？

内斜视是当一只眼注视目标时，另一只眼向内偏斜的状况。内斜的眼睛看起来像是在凝视自己的鼻梁或鼻侧，这种状况类似于两只鸡在争斗时互相对视的眼睛，所以被民间称作"斗鸡眼"。内斜视一般婴幼儿多发，常见的包括先天性内斜视、完全调节性内斜视、部分调节性内斜视、非调节性内斜视等，但是随着越来越多的孩子被电子产品吸引，目前临床上也会见到小年龄儿童患急性共同性内斜视。内斜视的治疗因人而异，总体的治疗原则是能戴镜先戴镜，戴镜基础上能提高视力尽可能先提高视力，最后才是手术治疗。

大部分内斜视的儿童都处于高于生理性远视的远视状态（急性共同性内斜视除外），因此在治疗时最基本的手段是戴镜并提高视力。完全调节性内斜视儿童在戴镜并提高视力后内斜视可治愈（图 10-4-1）；

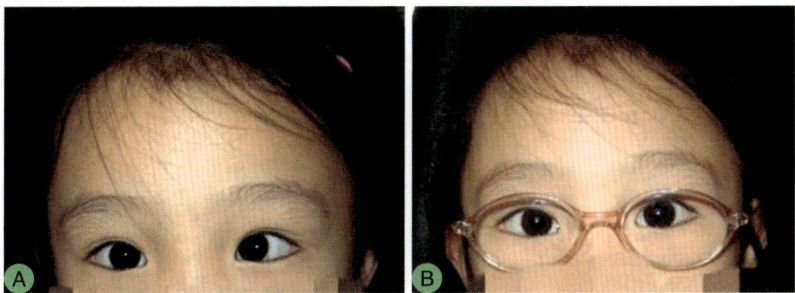

A. 治疗前；B. 治疗后。

图 10-4-1　完全调节性内斜视戴镜后治愈

部分调节性内斜视儿童在戴镜并提高视力后内斜视好转（图 10-4-2）；先天性内斜视儿童一般双眼视力好，需要手术纠正眼位（图 10-4-3）；非调节性内斜视儿童在双眼视力平衡后可考虑手术纠正眼位。

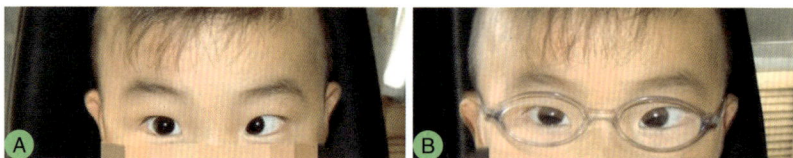

A. 治疗前；B. 治疗后。

图 10-4-2　部分调节性内斜视戴镜后眼位好转

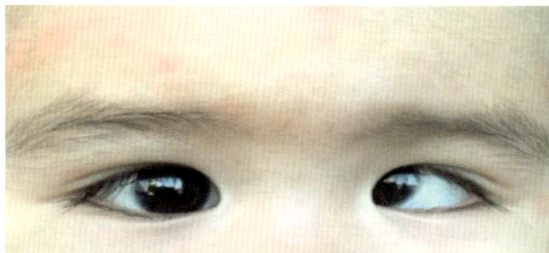

图 10-4-3　先天性内斜视

儿童急性共同性内斜视是指在儿童时期（5 岁以上儿童常见），表现为突然发生的间歇性或恒定性内斜视，常伴有复视、重影等症状，常出现在长期近距离用眼的儿童中。此类儿童的屈光度可以是正常的生理性远视、正视或者轻中度近视。治疗方式可根据儿童屈光度、视力及内斜程度，选择戴远视镜、三棱镜，调整用眼习惯及手术治疗。

第五节　间歇性外斜视需要手术吗？

儿童时期出现的外斜视大部分为间歇性外斜视。间歇性外斜视，顾名思义，外斜视是间歇性出现，时而正位，时而一眼向外偏斜，民间俗称"愣神"（图10-5-1）。一般出现在3岁左右，但是在后期才被发现。眼位偏斜一般出现在视物模糊、注意力不集中、生病、疲劳的时候。患者喜在强光下闭一只眼。

间歇性外斜视以手术治疗为主。斜视度数大（≥ 20 PD）且稳定者根据患儿情况，可选择个性化眼外肌退缩手术方案。患者是否手术，很大程度上取决于患者及家长的意愿，根据患者病情严重程度（外斜程度、外斜时间、双眼视功能、患者有无眼部不适等）及患者家长意愿决定。

少数可以选择非手术治疗：集合训练。对于斜视度数为20 PD或者更小的集合不足型外斜视患者可考虑集合训练。集合近点远者可首先考虑选择调节视标训练，待集合近点恢复后再考虑借助三棱镜训练。

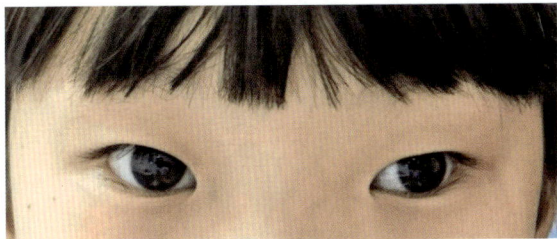

图10-5-1　患儿左眼外斜视

第十一章

常见儿童眼病

　　除了近视这一常见的视力问题，儿童的眼睛健康还面临着其他多种眼病的威胁。这些眼病包括但不限于弱视、斜视、结膜炎、干眼病等，它们正悄然影响孩子们的视觉健康。这些眼部疾病不仅会成为孩子们在学习方面的障碍，影响他们的学业成绩，更有可能对他们的日常生活造成长期的负面影响。

　　这些眼病的存在，会让孩子们的世界变得模糊不清，甚至在某些情况下，可能会导致他们失去对世界的清晰感知和理解，影响他们的社交互动、运动能力和整体生活质量。因此，作为家长、教育工作者和医疗专业人员，我们有责任关注并积极预防和治疗这些眼病，以保障孩子们的眼睛健康。

🔍 第一节　孩子"大小眼"怎么回事？

很多家长在宝宝出生后发现宝宝的两只眼睛大小不等，便开始担心这会不会影响孩子的视力和容貌。其实，没有一个人的两只眼睛是完全对称的，所以如果只是轻微的眼睛大小不等是生理现象，不必过于担心。但是，如果"大小眼"非常明显，就需要格外警惕，因为这可能是病理情况。

👁 1. 生理性"大小眼"

宝宝出生后最常见的"大小眼"是双眼"重睑（双眼皮）"发育不一致的情况。婴幼儿眼睑脂肪偏多，"重睑"宝宝重睑的痕迹不明显或者尚未发育完全，呈现的是单睑，随着生长发育，其中一只眼重睑已出现，而另一只眼仍表现为单睑，所以"大小眼"会比较明显。但随着不断生长发育，两只眼重睑均显现出来，"大小眼"就会随之改善，两只眼大小近乎一样。

👁 2. 病理性"大小眼"

（1）先天性上睑下垂

出生就存在，在第一眼位（正视前方）时眼睑处于下垂、不正常的较低位置。通俗地讲，出生后婴幼儿的上睑无力，不能完全抬起，使得单或双眼的上睑明显低于正常位置。先天性上睑下垂会导致儿童的瞳孔区被部分或全部遮挡，形成形觉剥夺性弱视。

先天性上睑下垂常由上睑提肌发育不良引起，脂肪组织浸润削弱了肌肉的力量。先天性上睑下垂通常是双侧，且双眼不对称。和普通人相比，先天性上睑下垂患者更容易出现斜视和弱视，所以对于患有先天性上睑下垂的儿童要极其注意其视力和眼球运动情况。

先天性上睑下垂根据上睑遮盖瞳孔的情况分为轻、中、重度，程度越重，越需要尽早干预。正常情况下，上睑缘遮盖角膜 1 ~ 2 mm，若双眼平视前方，上睑遮盖角膜超过 2 mm 则可诊断为上睑下垂。如上睑遮盖角膜超过 2 mm 但不足 4 mm，为轻度上睑下垂；如遮盖角膜 4 ~ 6 mm，即遮盖瞳孔区 1/2，则为中度上睑下垂；遮盖角膜 6 mm 以上，即遮盖瞳孔区约 2/3，为重度上睑下垂（图 11-1-1）。

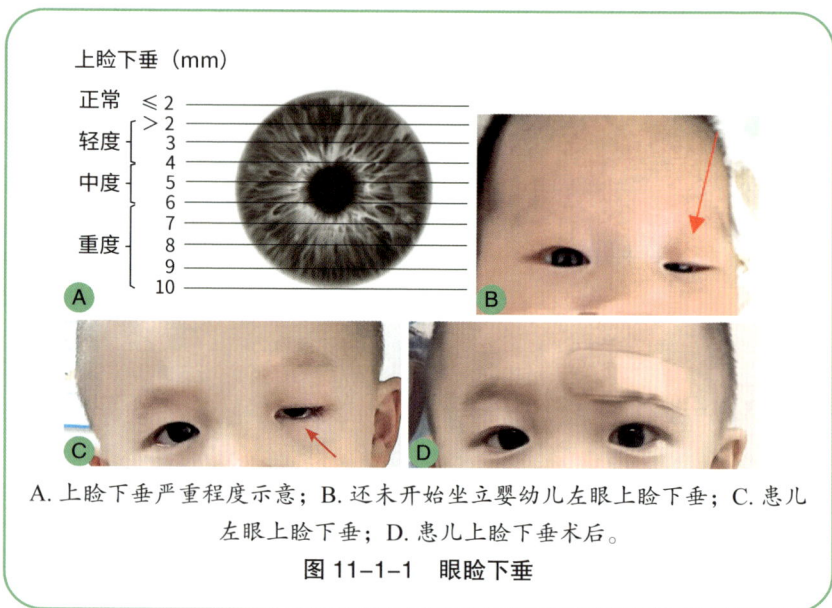

A. 上睑下垂严重程度示意；B. 还未开始坐立婴幼儿左眼上睑下垂；C. 患儿左眼上睑下垂；D. 患儿上睑下垂术后。

图 11-1-1　眼睑下垂

大多数先天性上睑下垂只是单纯上睑下垂。但也有少数伴随其他问题，比如下颌瞬目综合征（Marcus Gunn 综合征）、小睑裂综合征。下颌瞬目综合征是由支配翼状肌的三叉神经下颌支和支配上睑提肌的动眼神经上支之间的"错搭"引起的，异常的神经联合运动导致患儿张口时原本下垂的眼睑抬高，闭口时眼睑又下垂。小睑裂综合征的特点是上睑下垂、反向内眦赘皮、内眦间距过宽，还伴随耳朵低垂和外表像小精灵。

（2）后天性上睑下垂

后天性上睑下垂又称获得性上睑下垂，顾名思义，是由后天其他原因导致的，并非出生就有的。根据病因分为神经源性上睑下垂、肌源性上睑下垂、创伤后上睑下垂。后天性上睑下垂需寻找病因，治疗原发疾病，若原发疾病得到有效治疗，上睑下垂有恢复的可能；若原发疾病治疗后，上睑下垂未得到改善，可待上睑下垂病情稳定时（一般 6 个月以后）行手术治疗。

（3）先天性小眼球

罕见，新生儿中发生率为（0.3 ～ 2.1）/10 000，是单眼发育不良所致，还可能伴有单侧面部发育异常。

（4）其他

斜视、眼睑肿胀（睑腺炎、睑皮炎、结膜炎等）导致"大小眼"。

总之，孩子出现"大小眼"，家长应重视并及时就医。如果是先天性上睑下垂，首选的治疗方式是手术，手术的目的是预防弱视、改善外观、保护孩子的心理健康。手术时间应根据孩子的具体情况，由专业医生来决定。

🔍 第二节 孩子频繁眨眼是抽动症吗？

眼科门诊因"眨眼"来就诊的儿童非常多见，很多家长直接就问："医生，我家孩子是不是抽动症？"那频繁眨眼是不是抽动症呢？

首先"眨眼"是人体正常的生理反应，医学上称"瞬目"，这是一种眼睛的保护性反射，可以去除眼表尘埃和微生物，均匀涂布泪膜。如果没有"眨眼"，我们的眼睛可能会受到不同程度的伤害。如果孩子出现频繁眨眼，首先要考虑孩子的眼睛是不是有不舒服，所以孩子用频繁眨眼这一动作来减轻不适。哪些眼科常见疾病可导致频繁眨眼呢？

👁 1. 过敏性结膜炎

过敏性结膜炎是最常见的导致儿童频繁眨眼的眼科疾病。由于各种过敏原进入眼睛，眼表组织发生过敏反应，产生眼红、眼痒的症状；儿童常表现为揉眼和频繁眨眼。且长期受过敏原刺激，儿童眼表结构出现异常，在脱离过敏原后，略有"风吹草动"，该患儿都会有眼部不适症状，仍会出现频繁眨眼。

👁 2. 睑板腺功能障碍

睑缘结构和功能正常在减少泪液蒸发、维持泪膜稳定、保证眼表健康方面具有重要意义，各种眼睑疾病（睑缘结构异常、睑缘炎、睑板腺功能异常等）可导致泪膜直接暴露和快速蒸发，从而出现干眼病症状，如眼干、眼涩等，所以儿童可能会频繁眨眼。

◉ 3. 屈光不正

有研究表明，不同屈光状态会影响泪膜破裂时间，故屈光不正儿童干眼病患病率高。尤其是远视儿童，无论视近、视远均需要睫状肌的调节，更容易出现视疲劳，瞬目增加，泪膜稳定性下降，泪膜破裂时间缩短，而且散光患儿角膜表面不规则，泪膜张力较大，也会使泪膜不稳定。因此，儿童频繁眨眼，将泪膜涂抹均匀，以缓解不适症状。

当然，频繁眨眼也可能是抽动症的一种表现。抽动症是神经系统疾病，主要表现是不自主的肌肉收缩或发声。抽动症的症状可以是眨眼、咳嗽、咳痰、咬牙、摇头、踢腿等，这些症状通常会在孩子情绪紧张或疲劳时加重。注意这里的"不自主"，即抽动症是自己所不能控制的。一般会有家族史，比如父母或兄弟姐妹患有抽动症或其他神经系统疾病，该儿童患抽动症的风险增加。

还需注意的是：频繁眨眼是一种复杂的表现，它可能是疾病、疲劳导致的，也可能是孩子情绪的另一种表达方式。如果孩子性格本身比较敏感，家长平时教育方式比较严格或者总是以批评的方式进行说教，那么孩子可能会因为紧张或者焦虑无处释放，便通过频繁眨眼来宣泄。还有一种情况：一开始孩子频繁眨眼可能是眼部不适导致的，后来变成一种习惯，再加上家长把注意力放在孩子眨眼上，每天关注眨眼，只要一提起眨眼，孩子就会不自主地眨眼几次，或者孩子为了吸引大人对自己的关注，不停地眨眼。

总之，如果孩子出现频繁眨眼情况，请先到正规医院眼科或者专科医院进行眼科检查，排除眼病；家长也应该注意孩子的心理健康，帮助孩子缓解压力和焦虑情绪，反思自身的行为，给予综合处理。如经过综合处理后，孩子症状仍不能缓解，就要考虑抽动症，并建议到正规综合医院神经科就诊。

🔍 第三节 儿童过敏性结膜炎怎么办？

每年春秋两季都是难熬的过敏季节。过敏性结膜炎是过敏季节常见的儿童眼病，会给孩子们的生活带来极大的困扰。每到过敏季节门诊总会接诊大量的过敏宝宝，家长的问题也非常多，为更有针对性地让大家了解儿童过敏性结膜炎，我们以问答的形式对过敏性结膜炎及用药情况进行介绍。

👁 1. 孩子患过敏性结膜炎会有哪些表现？如何识别？

过敏性结膜炎是一种常见的眼部疾病，其典型症状包括眼睛有瘙痒感、异物感及结膜囊分泌物增多。这些症状可能会给孩子带来不适，导致他们出现翻白眼、揉眼或频繁眨眼的行为。

除了上述典型症状外，过敏性结膜炎还可能伴随其他临床症状。其中，眼睑水肿是常见的表现之一，患者可能会感到眼睑肿胀、沉重。此外，由于患者频繁揉眼或擦拭眼睛，眼睑皮肤可能会受到损伤，出现破损的情况。结膜充血也是过敏性结膜炎的常见症状之一，患者的眼球可能会出现红色血丝，给人一种充血的感觉。此外，眼睑水肿可能会导致眼睑突出于睑裂，使眼睛看起来更加肿胀。在眼睑内部，患者可能会出现白色黏液性分泌物。这些分泌物的出现通常是由过敏反应造成的，可能会给患者带来不适感。

总之，过敏性结膜炎的典型症状包括眼痒、异物感和结膜囊分泌物增多。孩子可能会出现翻白眼、揉眼或频繁眨眼的行为。此外，临床症状还包括眼睑水肿、眼睑皮肤破损、结膜充血、水肿突出于睑裂，以及眼睑内可见白色黏液性分泌物等。如果出现这些症状，建议及时就医以获得准确的诊断和治疗（图 11-3-1）。

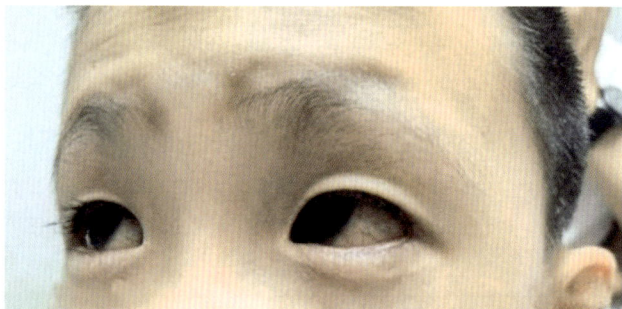

图 11-3-1　长期存在过敏性结膜炎时结膜呈粉红色

2. 孩子为什么总在春秋季发生过敏性结膜炎？

在北方地区，由于易致敏植物种类繁多、四季分明及风沙较大等因素，空气中致敏花粉较多。特别是在每年的 3 ~ 4 月和 8 ~ 9 月，花粉浓度达到全年的最高峰。这两个时间段也是过敏性结膜炎的高发期。

首先，北方地区的植物种类丰富多样，包括各种树木、花草等。这些植物在不同季节中开花结实，释放出大量的花粉。尤其是在春季和秋季，植物生长活跃，花粉释放量较大。这些花粉在空气中悬浮，容易被人们吸入或接触到，引发过敏反应。

其次，北方地区四季分明也为花粉的产生和传播提供了有利条件。春季和秋季的气温适宜，湿度适中，这些环境条件有利于花粉的生长和传播。而在夏季和冬季，高温或寒冷的气候可能会抑制花粉的产生和传播。

最后，北方地区的风沙较大，尤其是在春季和秋季。大风会将花粉从植物上吹散，使其在空气中广泛传播。这些风沙中的花粉容易被人们吸入或接触到，增加过敏的风险。

综上所述，在北方地区植物种类多、四季分明及风沙大等因素共同作用下，每年 3 ~ 4 月和 8 ~ 9 月空气中花粉浓度高，过敏性结膜炎的发病率也相应增加。因此，对于容易过敏的人群来说，这两个时间段需要特别注意预防，如佩戴口罩、避免户外活动等，以减少花粉接触和过敏的发生。

👁 3. 孩子没有过敏史，怎么突然就过敏了呢?

过敏是一种复杂的生理现象，它与多种因素有关。

首先，遗传因素在过敏反应中起到了重要作用。如果家族中有过敏体质的成员，那么个体发生过敏的可能性会增加。这是因为遗传基因决定了人体对某些物质的敏感性。

其次，生活方式也是影响过敏反应的一个重要因素。比如，不良的饮食习惯、缺乏锻炼、长时间的精神压力等都可能降低人体的免疫力，使得身体更容易对外界刺激产生过敏反应。

最后，环境因素也不容忽视。生活在一个充满过敏原的环境中，如花粉、灰尘、动物毛发等，会大大增加过敏的风险。这些过敏原可以使人体的免疫系统产生异常反应，导致过敏症状的出现。

然而，有些人可能从未有过过敏史，却突然出现了过敏反应。这可能是由以下几个原因造成的。

（1）身体激素和内分泌水平的变化

在某些情况下，如生病、手术后，身体的激素和内分泌水平可能会发生变化。这种变化可能导致免疫系统的应激反应被触发，从而诱发过敏反应。在这些时期，身体的各项功能尚未完全恢复，更容易对过敏原产生反应。

（2）长期暴露在过敏原中或接触大量过敏原

有时，人们可能长时间暴露在某种过敏原中，或者一次性接触到大量的过敏原。这可能会导致之前不过敏的个体出现过敏症状。例如，有些人可能原本对宠物没有过敏反应，但在购买宠物并将其带回家后，对宠物的毛发产生了过敏反应。

（3）饮食变化

食物是另一个常见的过敏原。有时，人们在食用某种食物后可能会出现过敏反应，尤其是当这种食物中含有能诱发机体产生过敏的物质时。这可能是由于食物中的某些成分与人体的免疫系统产生了不良反应。

总之，过敏是由多种因素导致的复杂现象，需要综合考虑遗传、环境和生活方式等多方面的因素来评估和管理。

4. 孩子的过敏性结膜炎为什么用了 2 周的抗过敏药还不见好转？

首先，要真正根治过敏问题，最关键的一步是识别并避免接触导致过敏的物质，即所谓的"过敏原"。如果一个人持续地暴露在过敏原中，那么任何治疗手段都只能暂时缓解症状，而不能达到彻底治愈的效果。

对于患有过敏性结膜炎的孩子而言，这一点变得尤为明显。对于这类患者，最有效的治疗方法无疑是改变生活环境，避免与过敏原接触。例如，一个孩子对某种物质过敏，搬到一个不含这种过敏原的地方生活可能是最理想的解决方案。但现实中，这往往难以实现。

以季节性过敏性结膜炎为例，这是由特定季节飘散的花粉引起的。尤其是在 3 ～ 4 月和 8 ～ 9 月这两个时间段，花粉浓度达到高峰，此时患者的过敏症状也会相应加重。在这种情况下，局部应用药物成为必要的干预手段，它可以有效地缓解孩子的眼部不适和其他相关症状。而当这些特定的月份过去，花粉浓度自然降低，相关的过敏症状也会随之减轻或完全消失，这时再继续用药就显得多余了。

总体来说，对于过敏性疾病，尤其是如过敏性结膜炎这样的疾病，了解并避免接触过敏原是治疗的关键。而在无法避免的情况下，适时的药物治疗能够暂时缓解症状，但长期来看，避免接触过敏原仍是最根本的解决之道。

5. 过敏性结膜炎用什么药物治疗管用？

目前，在临床实践中，抗过敏药物是治疗过敏性结膜炎的首选基础药物。其中，抗组胺药和肥大细胞稳定剂双效药物被广泛使用。这些药物可以有效地减轻过敏反应，缓解眼部不适症状。

如果孩子的过敏反应较为严重，且病程迁延，医生可能会建议使用糖皮质激素滴眼液。然而，在使用这类药物时，需要注意以下几点：首先，使用时间不宜过长，以免引起潜在的不良反应；其次，需要定期复查，以确保药物的安全性和有效性；最后，最好在医生的指导下应用，以避免可能的并发症，如白内障、青光眼、真菌感染和角膜上皮愈合延迟等。

对于重度过敏性结膜炎患者，尤其是那些对糖皮质激素不耐受的患者，免疫抑制剂可能是一个可行的选择。然而，同样需要在专业医生的指导下使用，以确保安全和有效。

此外，人工泪液也是一种常用的治疗手段。它可以稀释结膜囊内的过敏原，润滑眼表，从而缓解孩子眼部的不适症状。目前，临床上已经广泛使用人工泪液来治疗过敏性结膜炎。

总之，在选择治疗过敏性结膜炎的药物时，应根据患者的具体情况和病情轻重来选择合适的药物。同时，务必在医生的指导下进行治疗，以确保药物的安全性和有效性。

👁 6. 过敏季节可以一直用药吗？会不会有什么不良反应？

过敏性结膜炎症状明显的孩子，如果不能避开过敏原，是需要一直用药缓解症状的。目前临床观察抗过敏药物和人工泪液是可以在过敏季节遵医嘱规律持续使用的，偶尔会有轻度不良反应，主要表现为滴眼药时眼部异物感和刺激症状等。糖皮质激素和免疫抑制剂的使用需要谨慎，应在医生指导下使用，并严格遵医嘱定期随访。

👁 7. "托百士"可以治疗过敏性结膜炎吗?

在门诊中,我们经常会遇到一些家长带着患有过敏性结膜炎的孩子来就诊,他们通常会给孩子使用"托百士",即妥布霉素滴眼液。然而,这些家长在使用过程中,往往会存在一个误区,那就是他们可能会让孩子间断地使用这种药物,而且使用的时间可能会超过 2 周。实际上,这种做法是不正确的。

妥布霉素滴眼液是一种广谱抗生素类的眼科用药,它主要用于治疗由细菌感染引起的结膜炎。对于这类由细菌引起的结膜炎,患者通常只需按照医生的建议,规律地使用抗生素滴眼液 1 周左右,病情就能够得到有效控制并痊愈。

然而,过敏性结膜炎与细菌性结膜炎的成因和治疗方法是有区别的。过敏性结膜炎是眼部接触到某些过敏原,如花粉、尘螨等,导致眼部组织发炎的一种疾病。对于这种类型的结膜炎,使用抗生素滴眼液是无效的,因为抗生素对过敏反应没有治疗作用。只有在过敏性结膜炎合并细菌感染的情况下,医生才会考虑使用抗生素滴眼液来治疗细菌感染的部分。

因此,家长们在孩子患有过敏性结膜炎时,应该避免自行给予抗生素滴眼液,尤其是长期或间断地使用。正确的做法是及时带孩子到专业的医疗机构就诊,由医生根据孩子的具体病情,制订合适的治疗方案。如果孩子的过敏性结膜炎确实合并细菌感染,医生会根据感染的严重程度,开具相应的抗生素滴眼液,并指导家长如何正确使用,以确保孩子能够尽快康复。

◉ 8. 过敏性鼻炎和过敏性结膜炎有什么关系?

过敏是一种全身性的疾病,其发生机制主要涉及Ⅰ型和Ⅳ型超敏反应。当人体接触到某些特定的物质,即过敏原时,免疫系统会产生过度的反应,导致身体出现不适的症状。这些症状的发生并不是随机的,而是与接触过敏原的部位有关。例如,当眼睛暴露于某种过敏原时,可能会引发过敏性结膜炎,表现为眼部红肿、瘙痒等。同样,鼻腔接触到过敏原时,可能会导致过敏性鼻炎,表现为鼻塞、流涕等不适。

此外,人体的呼吸道也是常见的过敏反应部位。当呼吸道对某种过敏原产生反应时,可能会出现过敏性哮喘,表现为呼吸困难、喘息等严重症状。这些都是因为环境中的过敏原作用于身体的特定部位,导致局部免疫反应增强。

值得注意的是,虽然不同部位的过敏反应可能是由不同的过敏原引起的,但由于眼结膜和鼻黏膜之间存在解剖学上的连接,即鼻泪管,因此这两个部位的过敏反应往往是相互关联的。如果只针对一个部位进行治疗,而忽视了另一个部位的治疗,可能会导致治疗效果不佳,甚至可能加剧另一部位的过敏症状。

因此,对于过敏性疾病,尤其是涉及多个部位的过敏反应,如过敏性结膜炎和过敏性鼻炎,应该采取联合治疗的策略。这不仅可以提高治疗效果,还可以减少因单一治疗导致的其他部位的不适。总之,了解过敏的机制和涉及的部位,对于制订有效的治疗方案至关重要。

9. 得了过敏性结膜炎应该怎么护理?

过敏性结膜炎是一种常见的眼部疾病，通常由各种过敏原引起。为了有效地预防和缓解这一疾病，我们可以采取以下几种方法。

(1) 外出防护

出门时，建议佩戴防护眼罩和口罩。这不仅可以减少灰尘、花粉等常见过敏原对眼睛的刺激，还可以避免呼吸道吸入过多的过敏原，从而减少过敏反应的发生。

(2) 冷敷缓解

如果已经感到眼部不适，如眼痒或眼睑及结膜出现水肿，可以尝试使用滴眼液。将滴眼液放置在冰箱中冷藏一段时间，然后取出使用，这样可以帮助患者缓解眼部的不适。另外，可以把冰块裹在一个干净的干毛巾中，然后轻轻地敷在眼部，这样可以在一定程度上缓解眼痒和其他不适症状，并有助于消肿。

(3) 饮食调整

在患有过敏性结膜炎期间，建议患者尽量避免摄入高蛋白食物，如海鲜、牛奶、鸡蛋等。因为这些食物可能会引发身体的过敏反应，从而加重眼部的过敏症状。

(4) 减少眼部疲劳

长时间使用电子产品，如手机、电脑等，可能会导致干眼病，这会进一步加重由过敏引起的眼部不适。因此，建议患者尽量缩短用眼时长，定时休息，避免过度疲劳。

总之，过敏性结膜炎是一种常见的疾病，通过合理的预防和护理，我们可以有效地控制其发展，减轻症状，保护自己的眼睛健康。

10. 过敏性结膜炎是红眼病吗？会传染吗？

在门诊中，一些带着孩子来看病的家长，会提到孩子所在的班级里有好几个小朋友都出现了眼睛红肿的情况，他们会疑惑这是否是红眼病，以及是否会传染给他们的孩子。

红眼病也被称为急性细菌性结膜炎，是一种由细菌感染引起的常见传染性眼病。这种病症具有很强的传染性，一旦出现，很容易在人群密集的地方，如学校等场所迅速传播。红眼病的主要症状是眼睛的结膜部分出现明显的充血现象，同时伴有黏液性或脓性的分泌物。对于这种疾病，我们需要使用抗生素眼药水进行规律治疗，以消除病菌，减轻症状，防止病情进一步恶化。

然而，我们也需要注意到，并不是所有的眼睛红肿都是红眼病。如过敏性结膜炎，这是一种人体对外界过敏原产生过敏反应而引发的眼睛疾病，它并不具有传染性。过敏性结膜炎的主要症状也是眼睛的结膜部分出现充血现象，但与红眼病不同的是，它的发病原因并非细菌感染，而是过敏反应。

因此，当孩子们出现眼睛红肿的现象时，我们应该及时带他们去正规医院就诊，由专业的医生进行诊断，确定病因，然后给予及时和恰当的治疗。如果是红眼病，我们需要使用抗生素眼药水进行治疗；如果是过敏性结膜炎，我们需要找出过敏原，避免接触，同时可能需要使用抗过敏药物进行治疗。只有这样，我们才能有效地保护孩子们的眼睛健康，防止疾病的进一步发展。

11. 反正是季节性过敏，过去就好了，能不用药吗?

当面对眼部过敏时，首先需要对症状进行观察。如果眼部的体征和症状并不显著，即没有明显的不适、红肿或瘙痒等，那么在治疗上可以采取较为保守的方法。这种情况下，患者应尽量避免接触可能导致过敏的物质，如花粉、尘螨或其他已知的过敏原。同时，可以考虑不使用药物，而是通过保持眼部清洁、避免摩擦眼睛等方式来减轻眼睑不适。

然而，如果眼部的过敏反应比较明显，出现了如眼睑水肿、结膜充血和水肿，甚至突出于眼睑之外的症状，或者患者频繁地揉眼、眨眼，这些都可能是过敏反应加重的信号。在这种情况下，仅靠避免接触过敏原可能不足以缓解症状，因此建议及时采取药物治疗。

药物治疗的目的是快速控制过敏反应，减轻症状，防止病情进一步发展。如果不加以控制，过敏反应可能会导致角膜上皮出现缺损或溃疡，这些损伤不仅难以自然愈合，还可能引发更严重的并发症。在极端情况下，如果过敏引起的眼部问题严重到影响视力或造成其他并发症，可能需要通过手术来治疗。

因此，对于眼部过敏，尤其是当症状明显时，及时的药物干预是非常关键的。这不仅可以帮助患者缓解不适，还可以预防潜在的严重后果，保护患者的视力健康。在选择药物时，应根据医生的建议，选择适合的抗过敏药物，并按照医嘱正确使用，以确保治疗效果，降低不良反应的发生风险。

🔍 第四节 儿童经常"眼红"可能是睑缘炎，你知道吗？

"孩子有时眼红，滴一滴眼药水就好了。"但是碰上儿童睑缘炎，既"难缠"又容易被忽视，稍有不慎就可能导致孩子永久性视力受损。

👁 1. 睑缘炎定义

睑缘炎是眼睑边缘皮肤黏膜、睫毛毛囊及睑板腺等组织的亚急性或慢性炎症。病因复杂，一般与微生物感染、物理因素刺激、化学因素刺激（蠕形螨感染、过敏）、屈光不正、眼部疲劳、不良卫生习惯和机体抵抗能力下降有关。

👁 2. 睑缘炎的"难缠"

儿童睑缘炎危害性大，治疗周期长，部分患儿只能控制病情稳定，不能痊愈，且容易复发。

👁 3. 儿童睑缘炎容易被忽视的原因

1）睑缘炎病程缓慢，呈间歇性、反复性发作。

2）睑缘炎症状多变、不典型，主要表现是睑缘充血、睫毛根部分泌物增多、睫毛变白脱落、眼红等。因睑缘炎累及睑板腺，会出现干眼病症状：眼睛有异物感、针刺感、烧灼感、眼痒、视力波动等。

3）儿童因睑缘结构未完全发育成熟，与成人有一定的区别，所以临床症状更加多变，可能仅仅表现为眼部敏感：怕风、畏光、频繁眨眼等。

4）睑缘炎发展至严重阶段可表现为角结膜病变，容易让家长和医生忽略睑缘炎的问题。

5）儿童年龄越小，表达能力越差，也不容易配合检查，容易误诊和漏诊，门诊上有些儿童从发病到确诊时间长达 2 年。

👁 4. 儿童睑缘炎的危害

如果睑缘炎未被发现和重视，反复发作，会导致睑缘结构发生改变：睑缘肥厚充血、瘢痕形成，严重者可能造成睑内外翻及眼睑闭合不全；炎症因子的刺激、睑缘感染微生物产生的毒素、泪膜改变等对角膜上皮造成损伤，导致睑缘炎相关性角结膜病变。有报道指出，儿童睑缘炎继发角膜病变发生率高达 80%，造成角膜混浊、变薄，引起角膜屈光改变，导致视力下降，甚至形成弱视。

👁 5. 儿童睑缘炎的治疗

1）物理治疗：局部热敷、按摩睑板腺，清洁睑缘。

2）药物治疗：正确使用抗菌药物涂擦睑缘。

3）健康宣教：调整饮食习惯，避免辛辣、高糖、高脂肪食物摄入；注意用眼卫生习惯；注意脸部清洁用品的使用及生活起居卫生。

睑缘炎治疗周期比较长，至少要 3 个月，治疗期间家长及儿童都需要严格遵医嘱并坚持，用药规律正确，疗程要足。因为儿童较成人配合程度差，大部分患儿病情好转稳定，仅有小部分能治愈，一部分还会复发。

因此，家长对孩子的眼睛问题一定不能大意，发现异常尽早去专业正规的医院诊治，以免延误病情，造成终身遗憾。

🔍 第五节 眼皮红肿究竟是"麦粒肿" 还是"霰粒肿"?

"医生,孩子眼皮上长了一个疙瘩,当地医生看了说是麦粒肿,开了抗生素和眼药,又吃又抹,十多天了也不见好……"

对,你没看错,经常在门诊会遇到这样的情况,为了眼皮这个"疙瘩",给孩子吃十多天抗生素,眼部用抗生素十多天,不见好,甚至有的更严重了,所以来就诊。作为医生,我们非常希望家长能够区分"麦粒肿"和"霰粒肿"这两种疾病,并进行规范的治疗。

"麦粒肿"又称睑腺炎(图11-5-1),多为金黄色葡萄球菌等细菌感染所致。

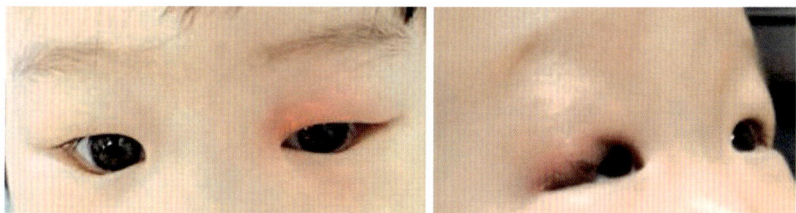

图 11-5-1 睑腺炎(麦粒肿)

睫毛毛囊或附属皮脂腺的感染称外睑腺炎;睑板腺的感染称内睑腺炎。睑腺炎典型的临床表现是患处红、肿、热、痛。睑腺炎初起时眼部痒,逐渐发展为眼睑水肿、充血,有胀痛和压痛,在近睑缘处可触到硬结。发生在外眦部的睑腺炎疼痛显著，外侧球结膜水肿，耳前淋巴结肿大并有压痛。

病程特点：睑腺炎硬结一般在发病后几天逐渐软化，在睫毛根部有黄色脓头，积脓一经穿破皮肤，向外排出，红肿迅速消退，疼痛也跟着减轻。病程一般持续1周左右。一般早期局部冷敷（不建议热敷，热敷容易导致炎症扩散，尤其是免疫力低下的婴幼儿和老人），全身或眼局部用抗生素。脓肿一旦形成，要切开排脓：内睑腺炎在结膜面切开，切口与睑缘垂直；外睑腺炎在皮肤面切开，切口与睑缘平行。急性炎症期不能挤压、切开排脓。

"霰（xiàn）粒肿"又称睑板腺囊肿（图11-5-2），多为睑板腺出口阻塞，腺体分泌物潴留，形成睑板腺无菌性慢性肉芽肿。睑板腺囊肿可于上、下睑或双眼同时单个或多个发生。病程进展缓慢，无明显不适和压痛，表现为眼睑皮下类圆形肿块，大小不一，对应的睑

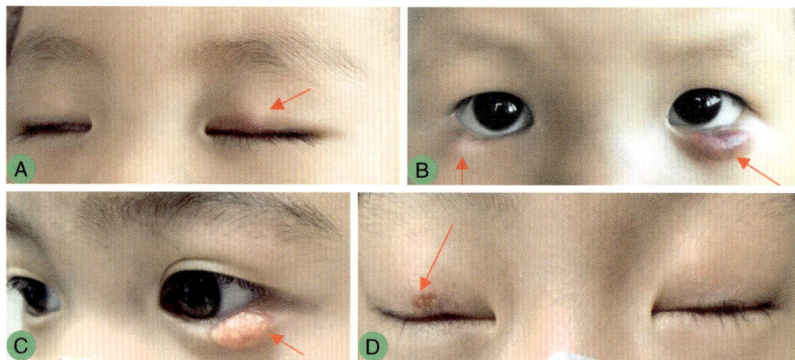

A.霰粒肿初期，呈包块状；B.霰粒肿合并感染；C.霰粒肿逐渐局限；D.霰粒肿晚期瘢痕愈合。

图11-5-2　睑板腺囊肿（霰粒肿）的转归

结膜面呈紫红色。小的肿块经仔细触摸才能发现，大的肿块可压迫眼球，导致散光而使视力下降。

囊肿可自行破溃，在睑结膜面形成肉芽肿。如有继发感染，可形成急性化脓性炎症。睑板腺囊肿小且无症状时，无须治疗，部分可自行吸收。囊肿较大时，可通过热敷、囊肿内注射长效糖皮质激素，促进囊肿吸收。如果囊肿大且压迫眼球，或伴有自觉症状，或出现肉芽者，应做手术切除。手术切除时应从睑结膜面与睑缘垂直切开，将囊膜完整或至少 2/3 切除；中老年反复发作的，应做病理检查以排除皮脂腺癌。

睑腺炎一般来势汹汹，但病程仅持续 1 周左右；而睑板腺囊肿多发于儿童，一般症状轻或无不适，但病程迁延。所以在临床工作中，眼科医生经常遇到患儿家长格外焦虑的情况：既担心手术治疗患儿年龄较小不能耐受，又担心久拖不治，结果导致病情加重。所以就出现本节刚开始的情况，患儿长时间服用和局部使用抗生素，这是非常错误的决策。因为一般情况下，出现感染后应先局部使用抗生素，或根据情况全身使用抗生素，而不是一出现炎症就立即全身＋局部抗生素一起使用。

抗生素应用是有原则的：根据患者年龄、患病情况及肝肾代谢情况选择合适的抗生素，普通感染一般用药 1 周基本可控制，而不是无原则、随意、长时间使用。滥用抗生素会导致机体耐药性增加，导致以后出现感染时不能很好地控制。另外，长时间使用抗生素，会导致胃肠功能紊乱，菌群失调，加重消化不良，导致患儿经常发生睑腺炎和睑板腺囊肿。

睑腺炎、睑板腺囊肿和孩子的体质、日常生活习惯有很大的关系，尤其是睑板腺囊肿，迁延不愈，所以平时我们要注重预防，将其遏制在摇篮期。预防措施包括：①注意手眼卫生，保持眼周围的清洁（尽可能少给孩子化妆，化妆后及时并彻底地清洁眼睛周围），不用脏手、脏纸巾揉眼、擦眼；②注意休息和生活规律，避免过度用眼；③积极治疗其他的眼部疾病（屈光不正、睑缘炎、结膜炎等）；④饮食规律、均衡，多吃富含各种矿物质及膳食纤维的食物，避免过量、过频繁地吃油腻煎炸、烧烤和辛辣有刺激性的食物。

◉ 第六节　婴幼儿泪道阻塞、泪囊炎如何诊治护理？

门诊经常会遇到惶恐的家长带着还未满月的宝宝前来就诊，有些家长主诉："孩子出生以后就有一只眼的眼屎多，使用 2 周妥布霉素仍不见好转"；有些家长很明确地说："我家孩子患有新生儿泪囊炎，当地医院让点用抗生素，可点用抗生素时好转，不点就又恢复原样，该怎么办？"

诊断婴幼儿泪道阻塞和泪囊炎（图 1-3-1）并不困难，但是针对婴幼儿泪道疾病的治疗和护理，家长和一些基层医院的医生都有些不知所措。

先天性泪道阻塞是指出生时泪点至鼻泪管末端（即泪点、泪小管、泪囊、鼻泪管、鼻泪管下口）任何部位发生的狭窄或完全阻塞。其中，在先天性泪道阻塞中以鼻泪管阻塞最为常见，鼻泪管下端发育不全或鼻泪管下端黏膜皱襞（Hasner 瓣膜）出生时仍未开放，导致鼻泪管阻塞，再继发感染形成新生儿泪囊炎（见第一章第二节、第三节）。新生儿泪囊炎的主要致病菌是葡萄球菌，而慢性泪囊炎以肺炎链球菌为主，其次为葡萄球菌及大肠埃希菌。当先天性鼻泪管阻塞的婴幼儿被毒力强大的金黄色葡萄球菌等细菌感染后可引起泪囊区化脓性病变，严重者还可能引起泪囊区脓肿，从而形成婴幼儿急性泪囊炎甚至婴幼儿急性泪囊脓肿。

泪道阻塞的主要症状是溢泪。慢性泪囊炎的症状是溢泪和眼部分泌物增多。急性泪囊炎则出现泪囊区皮肤红、肿、热、痛＋眼部分泌物增多。

婴幼儿先天性鼻泪管阻塞在新生儿中的发病率为 5% ～ 20%。据文献报道，先天性鼻泪管阻塞在出生后 6 个月内有自愈的可能。目前关于先天性鼻泪管阻塞的治疗原则如下：先进行泪道按摩直至患儿溢泪消失；按摩期间患儿症状得到缓解可继续按摩至患儿半岁；若患儿半岁溢泪症状仍存在，考虑泪道探通；若患儿在泪道按摩期间溢泪明显且分泌物增多，可在泪道按摩的同时使用抗生素滴眼液；若患儿在泪道按摩期间出现泪囊区皮肤红、肿、热、痛症状，考虑急性感染，应立即停止泪道按摩，于正规医院就诊。

因婴幼儿泪道阻塞及慢性泪囊炎是长期护理的过程，所以泪道按摩是每一个患儿家长都应该熟练掌握的技能。泪道按摩的原理：挤压泪囊的膨大区，让泪囊区的压力快速冲击 Hasner 瓣膜，从而使鼻泪管区 Hasner 瓣膜打开，泪道畅通。因此，泪道按摩的正确方法是找到泪囊的膨大区（鼻根部，图 1-2-3），从上向内下按压。

上：示指按压泪囊上方，通过增加泪囊压力使力向下传导。

下：向下挤压泪道，继而引起膜的破裂。

值得注意的是，婴幼儿皮肤娇嫩，按压泪囊区是原地按压，不摩擦或揉搓宝宝的皮肤。

若宝宝是慢性泪囊炎，泪道按摩前先挤压泪囊区的脓液，然后点 1 滴抗生素，然后再进行泪道按摩。

急性泪囊炎禁止泪道按摩，防止细菌进一步向周围扩散。

若患儿半岁，溢泪和 / 或眼部分泌物仍存在，考虑泪道探通。泪道探通是一种治疗泪道阻塞的手术方法，可通过泪道探通针探查及疏通泪道，从而治疗泪道狭窄、疏通泪道阻塞。一般在 6 ～ 12 月龄进行泪道探通，1 岁内婴幼儿首次正确进行泪道探通，成功率大于 90%。且 1 岁以内宝宝泪道探通用时短，仅 3 ～ 5 分钟就可完成。

🔍 第七节 儿童也会患白内障吗？

当告知家长宝宝患有白内障时，家长的第一句话往往是："老人才得白内障，我家宝宝怎么会有白内障？"那么儿童白内障和老年性白内障一样吗？

白内障是一种常见的眼部疾病，主要表现为晶状体混浊，会导致视力下降（晶状体见第一章第一节）。儿童白内障和老年性白内障虽然都是白内障，但是它们在病因、症状、治疗方法和预后等方面都有所不同。

老年性白内障主要发生在 50 岁以上的人中。它是由晶状体老化后的退行性病变引起的。通过手术置换人工晶状体可以获得清晰的视力。

儿童白内障多为先天性（图 11-7-1），也有的因后天发育引起而逐渐加重。遗传因素比较多见，非遗传发生多与孕期感染有关。虽然儿童白内障治疗和老年性白内障治疗都主要是超声乳化白内障吸除术和人工晶状体植入术。但是儿童白内障手术后的视力却不如老年性白内障的术后视力，一般单眼白内障术后视力较双眼白内障术后视力更差，治疗后也更不容易达到正常视力。

儿童处于视觉发育期，0 ～ 3 岁是视觉发育敏感期，同时 3 ～ 12 岁是视觉发育关键期。视觉发育期因白内障阻挡视觉信息进入眼内，会导致视觉发育异常。故儿童白内障治疗原则如下：尽早手术，术后尽早给予屈光矫正及弱视治疗。

　　一般 2 岁前不植入人工晶状体，术后矫正无晶状体眼的屈光不正，避免发生不可逆的视觉剥夺性弱视。2 岁半以后可以植入人工晶状体。

　　与成人白内障不同，儿童术后注意事项如下：①发生后发性白内障：手术虽然进行预防性的玻璃体切割，但是仍然有可能发生；②炎症反应重，儿童术后局部用药依从性差；③门诊检查难度大：随着儿童眼球生长，需要频繁矫正屈光不正，配合不佳时，需要进行短效麻醉；④有严重的弱视倾向：需要屈光矫正和弱视治疗；⑤长期随访很重要。

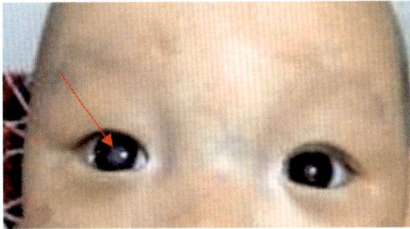

图 11-7-1　患儿右眼白内障

🔍 第八节 为什么早产儿、低体重儿特别容易出现视网膜病变？

随着医学的进步，越来越多的早产儿（胎龄 < 37 周）和低体重儿（出生体重 < 2500 g）健康存活，随之而来的早产儿视网膜病变也逐渐被关注和重视。早产儿视网膜病变（retinopathy of prematurity，ROP）是发生于早产儿及低体重儿的视网膜血管增生性疾病，是婴幼儿最常见的致盲和致低视力眼病。胎龄越小、出生体重越轻，ROP 发生率越高。

为什么早产儿和低体重儿容易患 ROP 呢？因为早产儿及低体重儿的视网膜血管仍处在发育过程中，发育过程中代谢需求增加导致视网膜局部缺氧，视网膜局部缺氧会产生大量血管生长因子，刺激新生血管形成，新生血管增生的同时会伴随纤维组织增生，并沿着玻璃体生长，在晶状体后方形成纤维膜，纤维膜收缩牵拉周边的视网膜，造成视网膜脱离，最终导致眼球萎缩、失明。有研究认为早产儿和低体重儿在出生后进行大量高浓度吸氧是 ROP 的危险因素。

若能及时发现早产儿及低体重儿视网膜病变，并给予及时干预，可以有很好的预后。因此，对早产儿及低体重儿进行视网膜筛查是至关重要的，它可以帮助早期发现并及时干预，以防止病变进一步发展。

如果您家中有早产儿或低体重儿，建议尽早进行眼底检查，并密切关注他们的视力发展，积极配合医生进行定期的眼科检查。通过这些措施，可以有效地监测和预防早产儿视网膜病变的发生，确保宝宝的健康和视力发展。

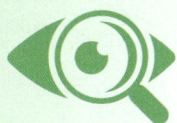

第十二章

爱护眼睛之你问我答

眼睛不仅能够帮助我们看清周围的世界，还能够传递情感和思想。然而，随着现代生活节奏的加快、电子产品的普及和近距离用眼增多，越来越多的人开始出现眼部问题，如近视、干眼病、视疲劳等。因此，爱护眼睛已经成为当今社会的一项重要任务。本节我们通过问答形式，提供一些实用的建议和技巧，帮助大家更好地保护自己的眼睛。

👁 第一节　防蓝光眼镜有用吗？

　　随着电子产品的普及，越来越多的儿童开始接触电子产品，家长为了保护孩子的眼睛，就想到买一副防蓝光眼镜，在孩子看电子产品的时候让孩子戴上，那么防蓝光眼镜有用吗？

👁 1. 什么是蓝光？

　　蓝光属于自然光线中能够被人眼识别的可见光。可见光即人们常说的彩虹色：赤、橙、黄、绿、青、蓝、紫，可见光波长为400～780 nm，不同颜色可见光波长不同，蓝光波长为400～500 nm，波长短，具有能量高、穿透力强的特点。

👁 2. 什么地方有蓝光？

　　自然太阳光中蓝光占据25%～30%，我们在生活中常见的电子产品屏幕、LED灯光线中均含有蓝光。

👁 3. 蓝光有什么作用？

　　蓝光存在于自然光中，自然光与人类关系密切。目前研究发现，波长在480～500 nm的蓝光可以调节人体内褪黑素水平，起到调整生物节律的作用，与人的睡眠、情绪和记忆力等有关。

蓝光与胆红素的吸收光带波长类似，新生儿出现黄疸时血液中胆红素水平升高，胆红素经蓝光照射后可快速从体内排出，故医学上常用蓝光照射治疗新生儿黄疸。

也有研究发现，因室内光线中的蓝光不能等同户外自然光中的蓝光，增加户外活动的同时也相应增加了自然光中蓝光的照射，可能是预防近视的因素之一。

👁 4. 蓝光对健康有哪些不良影响？

蓝光可以调节褪黑素的分泌，过度照射蓝光会抑制褪黑素分泌，比如夜间玩手机、看电子屏幕，会出现夜间睡眠质量差或者难以入眠的情况。

因蓝光波长短，正常情况下眼睛聚焦时蓝光并未落在视网膜中心位置，而是落在视网膜前，电子屏幕含蓝光更多，电子屏幕光谱中蓝光峰值比绿光高 60%；而自然光的光谱中，蓝光的峰值比绿光低 30%。想要看清电子屏幕，眼睛需要更用力，故眼睛处于紧张状态，容易造成视疲劳。

有研究认为，人眼晶状体会吸收部分蓝光，导致晶状体逐渐出现白内障。

此外，动物实验发现波长在 400 ~ 450 nm 的短波蓝光能量高，可穿透晶状体直达视网膜，造成视网膜色素上皮细胞的萎缩甚至死亡，可引起黄斑病变，导致视力下降甚至失明。而且此损伤是不可逆的。因此，新生儿黄疸需要照射蓝光的时候，一定要戴眼罩。

◉ 5. 什么是防蓝光眼镜?

市面上定义的防蓝光眼镜是一种通过镜片表面镀膜将有害蓝光反射出去,或在镜片加工时加入防蓝光因子,吸收有害蓝光,从而滤掉部分有害蓝光的眼镜,主要用于减轻长时间使用电子设备(如电脑、手机、平板等)对眼睛的损害。

◉ 6. 哪些人适合戴防蓝光眼镜?

有研究发现,糖尿病视网膜病变患者光凝术后配戴防蓝光眼镜,视觉质量明显提高。干眼病患者配戴防蓝光镜片后,最佳视敏度和对比敏感度都有不同程度的提高。所以,对于眼部存在病变配戴防蓝光眼镜可明显提高视觉质量者可选择配戴,但注意用眼习惯是更重要的。当然,对于特定工作环境的人群也可在工作中选择配戴合适的防蓝光眼镜。

蓝光有利有弊,不能一味地去防。只有蓝光照射达到一定程度和时间,或者在特定的环境下(黑暗环境)才会造成一定的伤害。在正常生活、工作中,如果眼部没有明显不适,仅仅是为了"保护眼睛"配戴防蓝光眼镜是没有必要的。而且对于正在发育期的儿童和青少年,本身需要接触正常的蓝光,是不适合配戴防蓝光眼镜的。平时注意用眼习惯,观看电子产品遵循"20-20-20"用眼原则,多多进行户外活动,才是保护眼睛的关键。

👁 7. 如何选择防蓝光眼镜?

如果真需要配戴防蓝光眼镜,需要选择合格的、质量好的防蓝光眼镜,否则"弄巧成拙",不但没起到防护作用,反而伤害了我们的眼睛。

合格的防蓝光眼镜在设计上需要平衡多个因素,以确保既能有效阻挡有害的短波长蓝光,又能保留有益的长波长蓝光。具体来说,它应该滤掉波长为 415 ~ 445 nm 的有害蓝光,同时尽可能保留 445 nm 以上的有益蓝光。这样可以保护眼睛免受电子屏幕等设备产生的高能蓝光的伤害,同时不妨碍我们对色彩和细节的感知。

除了防护效果,一副高质量的防蓝光眼镜还应确保视觉清晰度和舒适度。因此,镜片在设计时应最大化保持可见光的透光率。值得注意的是,某些防蓝光镜片可能存在底色问题,如偏黄或偏绿,这可能影响视觉体验,并不适合长期配戴。

质量不佳的防蓝光眼镜则可能完全阻隔蓝紫光和蓝绿光,降低了镜片透光率,看东西明显变暗、发黄,尤其是对于设计师等对色彩要求敏感的人,会产生严重影响,也会影响人体生物节律的稳定。

一些品牌的眼镜可能会过度防护,屏蔽了有益波段范围内的蓝光光谱,导致镜片颜色发黄,加剧视疲劳,甚至诱发近视。

在选择防蓝光眼镜时,消费者应关注产品的光学性能,包括透光率、黄色指数等指标。因此,选择符合国家标准《蓝光防护膜的光健康与光安全应用技术要求》(GB/T 38120—2019)的产品是一个明智的选择。

👁 第二节 电子屏幕护眼模式真的护眼吗？

目前电子屏幕的护眼模式大概有三种：降低屏幕亮度、深色模式（黑屏幕）、调整屏幕色温（黄屏）。手机护眼模式的主要原理是减少屏幕蓝光的比例，在一定程度上缓解眼睛疲劳。尽管护眼模式能够减轻因长时间使用手机等电子产品引起的眼部疲劳，但并不能代替良好的用眼习惯和健康的生活方式。而且护眼模式只能过滤部分蓝光，无法完全消除蓝光对眼睛的潜在伤害。故护眼模式是治标不治本的。

要保护眼睛，除了适时使用护眼模式外，还需要注意保持适当的用眼距离，避免在光线过强或过弱的环境中长时间使用电子设备，以及定期进行眼部检查。

◈ 第三节　吃什么对眼睛好？

经常有家长会问：吃什么对孩子眼睛好？我们根据眼睛所需营养素，列出以下对眼睛有益的食物。眼睛需要维生素 A、维生素 C、维生素 E、锌、硒等抗氧化物质，以及 DHA、EPA 等 ω-3 脂肪酸。这些营养物质可帮助机体保护眼睛免受氧化应激的损害，预防眼部疾病。

以下是一些对眼睛有益的食物。

胡萝卜：胡萝卜富含 β- 胡萝卜素，这是一种强效的抗氧化剂，可以保护眼睛免受自由基的损害。

番茄：番茄含有丰富的番茄红素，这是一种强大的抗氧化剂，可以帮助预防眼部疾病，如白内障和黄斑变性。

深绿色蔬菜：如菠菜、羽衣甘蓝等，富含叶黄素和玉米黄素，这两种抗氧化剂可以保护眼睛免受光线损害。

鱼类：如鲑鱼、金枪鱼等，富含 DHA 和 EPA，这两种 ω-3 脂肪酸对眼睛健康非常重要。

坚果和种子：如杏仁、核桃、亚麻籽等，富含维生素 E 和 ω-3 脂肪酸，对眼睛健康有益。

鸡蛋：鸡蛋富含叶黄素、玉米黄素和锌，这些营养素对眼睛健康非常重要。

柑橘类水果：如橙子、柚子等，富含维生素 C，这是一种强大的抗氧化剂，可以保护眼睛免受自由基的损害。

草莓：草莓含有丰富的维生素 C 和叶黄素，这两种抗氧化剂都对眼睛健康有益。

总体来说，保证均衡的饮食，多吃新鲜的水果和蔬菜，以及富含抗氧化剂和 ω-3 脂肪酸的食物，对眼睛健康非常有益。同时，也要注意避免过度摄入糖分和饱和脂肪，这些都可能对眼睛健康产生负面影响。

🔍 第四节　熬夜对眼睛有伤害吗？

现代生活节奏快、工作压力大，人们只有在晚上才可以有放松的时间，并且随着科技的发展，手机、电脑等电子设备的普及，也使得人们晚上更容易晚睡，有的孩子也跟着家里大人推迟睡觉时间。那熬夜对眼睛有伤害吗？答案是肯定的。

在睡眠过程中，我们的眼部组织会进行自我修复和再生，包括角膜、晶状体和视网膜等。如果经常熬夜，就会打乱这个正常的生理过程，导致眼部组织无法得到充分的休息和修复，从而影响视力。

熬夜还会导致眼睛疲劳和干涩：长时间盯着电脑或手机屏幕，会使眼睛的表面润滑层减少，导致眼睛干涩不适。同时，熬夜后人的睡眠质量下降，会进一步加重眼睛的疲劳感，从而造成恶性循环。

熬夜会间接导致近距离用眼时间过长：比如熬夜时，人们往往会选择看书、看电脑、玩手机等近距离用眼活动，这会使眼睛的调节系统过度紧张，导致眼轴变长，从而引发近视。

熬夜会导致生物钟紊乱：生物钟及昼夜节律对眼球的生长发育起着重要的作用，睡眠时间不足可能是引起近视的危险因素之一。

因此，我们应该尽量避免熬夜。国家卫生健康委及教育部对婴幼儿及中小学生的睡眠做出了要求：从 3 ～ 5 月龄起，儿童睡眠逐渐规律，宜固定就寝时间，一般不晚于 21 点，但也不提倡过早上床。节假日也要尽量保持固定、规律的作息。小学生、初中生、高中生每天睡眠时间应分别达到 10 小时、9 小时、8 小时。成年人也应尽量保证 7 小时睡眠。

🔍 第五节 叶黄素可以防控近视吗？

随着人们对"护眼"认识的加深，叶黄素成为护眼的时尚新品。门诊也经常会有家长问："孩子近视了，吃点叶黄素怎么样？"

叶黄素确实对眼睛非常重要：①叶黄素是眼睛黄斑区的关键组成成分，它是视网膜中视锥细胞和视杆细胞正常运作所必需的。黄斑区是人类视觉最敏锐的区域，充足的叶黄素可以提高黄斑色素的密度，保护黄斑，促进其发育，并预防黄斑变性等眼部疾病。②叶黄素还可吸收接近紫外线的蓝紫光谱，有助于保护视网膜免受紫外线的伤害。③叶黄素还有抗氧化的作用，它可以减轻视网膜组织的氧化应激反应，从而保护视网膜细胞，减少视觉损害，保护视力。

对于正常人群来说，叶黄素的适当摄入能够对眼健康起到保护支持的作用。但是需要注意的是，补充叶黄素时一些人可能会出现轻微的胃部不适，如恶心、腹泻或便秘。此外，叶黄素可能会使皮肤对阳光更加敏感，补充叶黄素期间要尽量避免暴露在阳光下（与防控近视增加日间户外活动的要求相违背）。长时间服用叶黄素还要注意肝肾功能是否正常。

目前对于叶黄素防控近视还没有充足的证据支持。近视的发展受多种因素影响，包括遗传、环境和用眼习惯等。防控近视应从多方面进行：增加日间户外活动和减少长时间近距离用眼；同时定期进行视力检查，建立屈光发育档案；均衡饮食，保证充足睡眠等。

　　总之，叶黄素确实有保护眼睛的作用，但是并不能治疗和逆转近视，也没有充足的证据证明其能够预防近视的发生。叶黄素是一种脂溶性维生素，可从各类水果、蔬菜，尤其是绿叶蔬菜中获得，如果想要补充，通过食补更安全。

第六节 高度近视需要注意什么？

超过 600 度的近视就属于高度近视，高度近视容易出现眼底病理性改变。如果患有高度近视，在日常生活中要注意以下几点。

（1）定期检查眼睛，尤其是检查眼底

高度近视者需要定期进行眼科检查，以便及时发现并处理已经出现的并发症（比如视网膜变性），防止并发症加重（视网膜脱离、青光眼等）而导致视力下降或永久丧失。

（2）避免剧烈运动

高度近视者应避免进行剧烈的运动，如跳水、潜水等，因为这些运动可能会增加视网膜脱离的风险。

（3）保持良好的用眼习惯

避免长时间看书、看电脑或手机，每隔一段时间就让眼睛休息一下。儿童青少年要遵循近距离用眼"20-20-20"原则，增加日间户外活动时间。

（4）饮食健康

保持均衡的饮食，多吃富含维生素 A 和维生素 C 的食物，如胡萝卜、柑橘类水果等，这些都有助于保护眼睛。

（5）可以考虑手术

对于高度近视且伴有严重并发症的患者，可以考虑进行手术治疗：后巩膜加固术、眼底激光手术等。

（6）注意心理健康

高度近视影响人的容貌，比如不戴眼镜突眼严重、戴镜后眼睛变小等；高度近视患者还可能存在心理压力，如过分担心视力下降、害怕别人嘲笑等。应适当对近视患儿进行心理疏导，使其保持良好的心理状态。

第七节 蒸汽热敷眼罩可以随便用吗？

蒸汽热敷眼罩的原理是通过产生温热效果来促进眼部血液循环，加快睑板腺油脂的软化及排出，从而增加泪液分泌，可缓解睑板腺功能障碍导致的干眼病和眼部疲劳。但是蒸汽热敷眼罩可以随便使用吗？答案是否定的。

这些人群不适合使用蒸汽热敷眼罩：①眼部及眼周有炎症者：眼表、眼内、眼睑皮肤、睑缘及睑板有炎症者，使用蒸汽热敷眼罩后会加重炎症，并导致炎症扩散；②眼部有外伤或眼部刚行手术者，使用蒸汽热敷眼罩可能会加重病情或影响伤口恢复；③青光眼患者，热敷会导致眼压升高，加重临床症状及视神经损伤；④糖尿病患者，因周围神经病变对周围温度变化不敏感，眼部问题不容易被及时发现；⑤过敏体质者：蒸汽热敷眼罩温度变化和材质容易引起过敏反应；⑥干眼病患者在未查明原因时，也不建议使用蒸汽热敷眼罩，因影响干眼病的因素众多，如泪液分泌不足、泪膜不稳定等，盲目使用蒸汽热敷眼罩可能会适得其反，加重干眼病症状。

如何正确使用蒸汽热敷眼罩？

首先，应该正确挑选：①选择正规的蒸汽热敷眼罩产品；②购买前查看成分表，确认蒸汽热敷眼罩中无引起自身过敏的成分。

其次，要有正确的操作方法：①使用蒸汽热敷眼罩前要清洁面部，尤其是睑缘和眼周的化妆品都要清洁干净；②要取出角膜接触镜（隐形眼镜、美瞳、硬性透氧性角膜接触镜等）后再使用蒸汽热敷眼罩，以免长时间高温环境导致角膜接触镜变形，给眼球带来损伤；③使用蒸汽热敷眼罩前阅读使用说明，分清正反面，用手心感受温度是否适宜，发热是否均匀，以防皮肤烫伤，热敷温度以 42 ～ 45 ℃为宜；④使用蒸汽热敷眼罩前后 15 分钟不要滴眼药水；⑤使用时间建议 10 ～ 15 分钟，不要超过 20 分钟，用完后及时取下，不能戴蒸汽热敷眼罩过夜。

　　总之，蒸汽热敷眼罩使用简便，但是并不是所有人都适合使用。在使用前，最好先了解自身情况，如有疑惑，最好先咨询医生，不可盲目使用。

第八节　长时间用眼后感觉眼干、眼涩、视疲劳，怎么办？

长时间用眼后感觉眼干、眼涩、视疲劳，这是眼睛长时间处于紧张状态，泪液分泌减少，眼睛表面的润滑度下降导致的。以下是一些缓解眼干、眼涩、视疲劳的小妙招。

（1）多闭眼、远眺

闭眼可以让眼睛得到充分的休息，同时也增加眼表泪液的分泌和润滑。远眺可以让处于紧张状态的眼睛得到放松。长时间近距离用眼后，每隔 20 分钟就闭眼 20 秒左右，或者远眺 6 m 以外的目标 20 秒可以有效预防和缓解视疲劳。

（2）热敷眼睛

用热毛巾敷在眼睛上，促进血液循环，增加眼表泪液分泌，润滑眼表，让眼睛得到休息。

（3）做眼保健操

可以做一些眼保健操，如眼球转动、眼睛周边穴位按摩（攒竹穴、睛明穴、四白穴、风池穴）等，可以帮助眼睛放松。

（4）保持良好的用眼习惯

避免长时间看书、看电脑或手机，每隔一段时间就让眼睛休息一下。

（5）饮食调理

多吃富含维生素A和维生素C的食物，如胡萝卜、柑橘类水果等，这些都有助于保护眼睛。

（6）使用眼药水

如果眼睛非常干涩，可以使用一些人工泪液来缓解。

（7）调整环境照度

避免在过强或过弱的光照环境下长时间用眼。

如果以上方法都不能有效缓解视疲劳，建议及时就医。

第九节 时尚新潮的大框眼镜适合所有人吗?

"戴大框眼镜显脸小""戴大框眼镜显得可爱",很多年轻人,尤其是青少年觉得大框眼镜既潮流又时尚,盲目配戴,却不知大框眼镜可能是导致视力下降、斜视的原因之一。因此,并不是所有人都适合戴大框眼镜。

选配眼镜的原则主要包括以下几点:①验光度数准确。②选择合适的镜框:镜框的选择需要考虑到个人的面部特征、脸型、鼻梁高度等因素。③选择合适的镜片:镜片的清晰度高,视物变形小。④调整好镜片的位置:镜片的位置需要调整到合适的位置,以保证视线清晰。一般来说,镜片的中心应该与眼睛的中心对齐,镜眼距离为12 mm,镜片的边缘不应该接触到睫毛或者脸颊。

有些人不适合戴大框眼镜:①瞳距窄的人,因为大框眼镜的镜片直径过大,会导致视觉中心距离很难与人本身的瞳孔间距保持一致。眼镜的大框往往会造成镜片光学中心距离大于瞳孔间距,镜片光学中心与两眼瞳孔位置不匹配,所以容易出现视力下降、斜视、头晕等症状。②患有高度屈光不正的患者,此类患者眼镜片厚、重量大,戴大框眼镜容易下滑,导致瞳孔对焦无法与镜片光学中心保持一致,相当于在眼前配戴三棱镜,配戴者可能出现视物重影、头晕、恶心等症状,严重者可导致视力下降、诱发斜视或加重斜视。

总之,大框眼镜不是随便配戴的,想要验配合适的眼镜最好还是要到正规医院。

第十节 太阳镜镜片颜色越深越能保护眼睛吗?

很多人认为镜片颜色越深越能有效地防止紫外线对眼睛的伤害。这是错误的。实际上,太阳镜无论颜色深浅,或者其他(蓝、黄、黑、褐或渐变色)颜色,最根本的目的是防止紫外线损伤眼睛。太阳镜的颜色并不代表其抵御紫外线的能力。

倘若颜色深的镜片没有阻挡紫外线的能力,反而可能对眼睛造成伤害。因为深色镜片滤过了大部分自然光,使得光线变暗,不刺眼,我们的瞳孔就会放大,如果镜片没有阻挡紫外线,那么大瞳孔下会进入更多的紫外线,反而不如强光下瞳孔缩小和眯眼阻挡的紫外线多,从而对我们的眼睛造成伤害。

太阳镜能否预防紫外线主要取决于镜片本身的功能设计,比如有的是镜片(丙烯酸或聚碳酸酯)本身可预防紫外线;有的是在镜片中加入防紫外线的涂层。因此,还是要看太阳镜上的分类标号来识别。一般会根据镜片阻挡紫外线和眩光的能力,由弱到强分成0到4五类。比如,0和1表示仅能非常有限地阻挡紫外线和眩光;2和3表示可以有效遮挡紫外线和眩光,是夏天户外活动的首选;4表示遮蔽强光,主要应用于有强光的环境,比如海边、山地、雪地及沙漠等。在分类标准的基础上再按使用场景和个人喜好挑选颜色。同时,太阳镜是有有效期的,过了有效期,其抵抗紫外线的能力会下降,一般太阳镜的有效期是2年左右。

另外,存在视力障碍(青光眼、夜盲症、色盲等)者,不适合配戴太阳镜。

🔍 第十一节　儿童可以戴墨镜吗？

儿童是可以戴墨镜的，但是要注意以下几点。

（1）年龄

一般来说，儿童在 6 岁以上才适合戴墨镜。因为在此之前，他们的视觉系统还没有完全发育成熟，需要接受更多的自然光线刺激。

（2）镜片颜色

对于儿童来说，最好选择灰色或棕色的镜片，因为这些颜色的镜片在有效阻挡紫外线的同时不会对视力产生太大的影响。而黑色或深色的镜片可能会使眼睛过度放松，导致视力下降。

（3）镜片材质

儿童的皮肤比较娇嫩，容易受到刺激。因此，最好选择柔软、舒适的镜片材质。

（4）镜框大小

儿童的面部特征和成人不同，因此需要选择适合他们脸型的镜框，如果镜框过大或过小，不仅会影响舒适度，还可能影响视力。

（5）使用时间

儿童的眼睛比成人更加敏感，因此最好不要让他们长时间戴墨镜。如果需要在户外活动时戴墨镜，建议每隔一段时间就让眼睛休息一下，避免过度疲劳。

参考文献

[1] ROSE K A，MORGAN I G，IP J，et al.Outdoor activity reduces the prevalence of myopia in children[J].Ophthalmology，2008，115（8）：1279-1285.

[2] ROSE K A，MORGAN I G，SMITH W，et al.Myopia，lifestyle and schooling in students of Chinese ethnicity in Singapore and Sydney[J].Arch Ophthalmol，2008，126（4）：527-530.

[3] KAROUTA C，ASHBY R S.Correlation between light levels and the development of deprivation myopia[J].Invest Ophthalmol Vis Sci，2014，56（1）：299-309.

[4] WEN L B，CAO Y P，CHENG Q，et al.Objectively measured near work，outdoor exposure and myopia in children[J].Br J Ophthalmol，2020，104(11)：1542-1547.

[5] 中国学生营养与健康促进会视力健康分会，中华预防医学会公共卫生眼科分会 . 中国儿童青少年近视防控公共卫生综合干预行动专家共识 [J]. 中华医学杂志，2023，103（38）：3002-3009.

[6] 中华医学会眼科学分会眼视光学组，中国医师协会眼科医师分会眼视光专业委员会 . 低浓度阿托品滴眼液在儿童青少年近视防控中的应用专家共识（2022）[J]. 中华眼视光学与视觉科学杂志，2022，24（6）：401-409.

[7] 《重复低强度红光照射辅助治疗儿童青少年近视专家共识（2022）》专家组 . 重复低强度红光照射辅助治疗儿童青少年近视专家共识（2022）[J]. 中华实验眼科杂志，2022，40（7）：599-603.

[8] 汪宇涵，乔利亚 . 后巩膜加固术治疗病理性近视眼的研究进展 [J]. 中华眼科杂志，2021，57（12）：952-957.

[9] 瞿小妹，褚仁远，周行涛，等 . 规范化建立儿童屈光发育档案的必要性与实践 [J]. 中华眼科杂志，2021，57（10）：724-726.

[10] 中国妇幼保健协会儿童眼保健专业委员会儿童眼病筛查学组 . 关于婴幼儿泪道相关疾病诊断及治疗的专家共识 [J]. 中国斜视与小儿眼科杂志，2021，

29（2）：1-4.

[11] 中华医学会儿科学分会眼科学组.早产儿视网膜病变治疗规范专家共识 [J].中华眼底病杂志，2022，38（1）：10-13.

[12] 中华医学会眼科学分会眼底病学组，中国医师协会眼科医师分会眼底病专委会.中国早产儿视网膜病变分类和治疗专家共识（2023 年）[J].中华眼底病杂志，2023，39（9）：720-727.

[13] 《眼轴长度在近视防控管理中的应用专家共识（2023)》专家组.眼轴长度在近视防控管理中的应用专家共识（2023）[J].中华实验眼科杂志，2024，42（1）：1-11.

[14] 中华医学会眼科学分会白内障及屈光手术学组.中国儿童白内障围手术期管理专家共识（2022 年）[J].中华眼科杂志，2022，58（5）：326-333.

[15] 《低浓度硫酸阿托品防控近视进展眼用制剂制备的专家共识（2023)》专家组，上海市眼镜行业协会，上海市医学会视光学专科分会.低浓度硫酸阿托品防控近视进展眼用制剂制备的专家共识（2023）[J].中华实验眼科杂志，2023，41（3）：201-205.

[16] 中华医学会眼科学分会眼视光学组.重视高度近视防控的专家共识（2017)[J].中华眼视光学与视觉科学杂志，2017，19（7）：385-389.

[17] 《人工智能在近视防治中的应用专家共识（2024)》专家组，国际转化医学会眼科学专委会，中国医药教育协会眼科影像与智能医疗分会，等.人工智能在近视防治中的应用专家共识（2024）[J].中华实验眼科杂志，2024，42（8）：689-697.

[18] 中华预防医学会公共卫生眼科分会，北京预防医学会公共卫生眼科学专委会.关于加强儿童青少年近视防控用眼行为干预的倡议及实施方法共识（2023）[J].中华实验眼科杂志，2023，41（4）：297-302.

[19] 中华预防医学会公共卫生眼科分会.儿童青少年近视防控公共卫生策略分期专家共识（2022）[J].中华预防医学杂志，2023，57（6）：806-814.

[20] 中华医学会眼科学分会眼视光学组，中国医师协会眼科医师分会眼视光专业委员会，中国非公立医疗机构协会眼科专业委员会视光学组，等.应用于近视控制的多焦软镜验配专家共识（2023）[J].中华眼视光学与视觉科学杂志，2023，25（8）：561-567.

[21] 中华医学会眼科学分会眼视光学组，中国医师协会眼科医师分会眼视光专业委员会.近视防控相关框架眼镜在近视管理中的应用专家共识（2023）[J].中华眼视光学与视觉科学杂志，2023，25（11）：801-808.

[22] 中华医学会眼科学分会眼视光学组，中国医师协会眼科医师分会眼视光学专业委员会.儿童青少年近视普查工作流程专家共识（2019）[J].中华眼视光学与视觉科学杂志，2019，21（1）：1-4.

[23] 中华医学会眼科学分会眼视光学组，中国医师协会眼科医师分会眼视光专业委员会，中国非公立医疗机构协会眼科专业委员会视光学组，等.高度近视防控专家共识（2023）[J].中华眼视光学与视觉科学杂志，2023，25（6）：401-407.

[24] JONG M，RESNIKOFF S，TAN K O，等.亚洲近视管理共识[J].中华眼视光学与视觉科学杂志，2022，24（3）：161-169.

[25] 姜珺.近视管理白皮书（2019）[J].中华眼视光学与视觉科学杂志，2019，21（3）：161-165.

[26] 中国中西医结合学会，中华中医药学会，中华医学会.儿童青少年近视中西医结合诊疗指南[J].中华眼科杂志，2024，60（1）：13-34.

[27] 中华医学会眼科学分会眼视光学组.儿童屈光矫正专家共识（2017）[J].中华眼视光学与视觉科学杂志，2017，19（12）：705-710.

[28] 中华预防医学会公共卫生眼科分会.中国学龄儿童眼球远视储备、眼轴长度、角膜曲率参考区间及相关遗传因素专家共识（2022年）[J].中华眼科杂志，2022，58（2）：96-102.

[29] 中华医学会眼科学分会斜视与小儿眼科学组.弱视诊断专家共识（2011年)[J].中华眼科杂志，2011，47（8）：768.

[30] 中华医学会眼科学分会斜视与小儿眼科学组，中国医师协会眼科医师分会斜视与小儿眼科学组.中国儿童弱视防治专家共识（2021年）[J].中华眼科杂志，2021，57（5）：336-340.